2-WOCHEN-
FITNESS-DIÄT

HINWEISE ZU DEN REZEPTEN

• Wenn nicht anders angegeben, beziehen sich die Mengenangaben bei Obst und Gemüse auf die ungeputzte Rohware.
• Bitte heizen Sie den Backofen immer vor, bevor Sie etwas darin garen. Sollten Sie statt mit Ober- und Unterhitze mit Umluft arbeiten wollen, reduzieren Sie bei gleichbleibender Backzeit die Temperatur um ca. 20° C.
• Die Angaben zu den Zubereitungszeiten sind Erfahrungswerte und können in der Realität leicht variieren, je nachdem, wie geübt man ist.

ABKÜRZUNGEN

El	= Esslöffel
Tl	= Teelöffel
Msp.	= Messerspitze
g	= Gramm
kg	= Kilogramm
ml	= Milliliter
l	= Liter
cm	= Zentimeter
kcal	= Kalorien
E	= Eiweiß
F	= Fett
KH	= Kohlenhydrate
Ballast	= Ballaststoffe
FP	= Fertigprodukt
TK-	= Tiefkühl-
P.	= Päckchen

© Naumann & Göbel Verlagsgesellschaft mbH
Emil-Hoffmann-Str. 1
D-50996 Köln

Alle Rechte vorbehalten
Rezepte: Dr. Petra Ambrosius
Rezeptfotos: TLC Fotostudio
Gesamtherstellung: Naumann & Göbel Verlagsgesellschaft mbH, Köln
ISBN 978-3-625-13202-8

www.naumann-goebel.de

INHALT

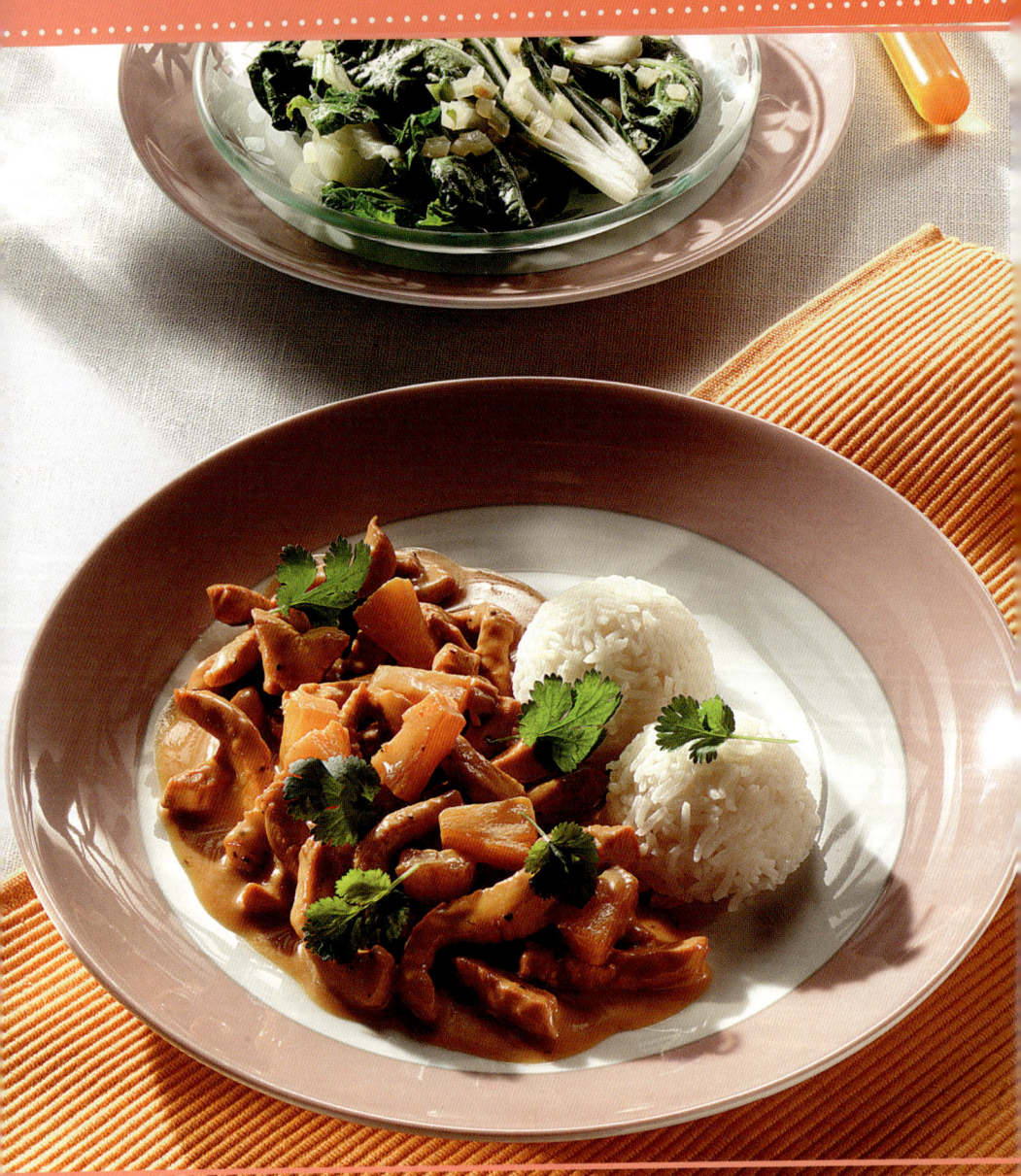

VORWORT

Sie möchten sich und Ihrem Körper etwas Gutes tun, ein paar Pfündchen purzeln lassen und sich rundum fitter fühlen? Dieses Buch hilft Ihnen dabei, denn es begleitet Sie auf dem Weg zu Ihrem persönlichen Wohlfühlgewicht.

In der Einleitung erfahren Sie, wie Sie Ihr persönliches Körpergewicht einordnen können, wie viel Sie abnehmen sollten und welche Unterschiede es bei der Fettverteilung im Körper gibt. Außerdem wird anschaulich erklärt, wie die 2-Wochen-Fitness-Diät funktioniert.

Danach hilft Ihnen ein genauer 2-Wochen-Speiseplan mit den dazugehörigen Rezepten und Portionsmengen bei der Ernährungsumstellung. Schon nach wenigen Tagen werden Sie sich wohler fühlen und sehen, wie einfach es ist, ausgewogen und gesund zu essen ohne dabei hungern zu müssen. Alle Rezepte sind ernährungswissenschaftlich ausgewogen, kalorien- und fettarm, reich an Vitaminen und Mineralstoffen und entsprechen den heutigen Empfehlungen für eine gesunde Ernährung.

Für die Zeit nach der 2-Wochen-Fitness-Diät finden Sie im Anschluss weitere leckere Rezepte für abwechslungsreiche Hauptmahlzeiten sowie ein ausgeklügeltes Baukastensystem, das Ihnen bei der Zusammenstellung von Frühstück, Zwischenmahlzeiten und Abendessen hilft. Damit haben Sie einen guten Grundstock für Ihren täglichen Speiseplan,

auf den Sie immer wieder zurückgreifen können. Alle Rezepte sind einfach nachzukochen und eignen sich optimal für eine gesunde und kalorienarme Ernährung.

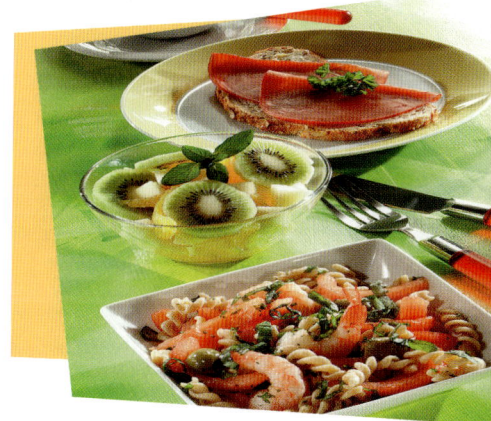

Um auch mental gewappnet zu sein, finden Sie im letzten Teil des Buches zusätzlich wertvolle Verhaltenstipps für den Einkauf, das Essen außer Haus und den Umgang mit überall lauernden Fettbomben.

Wir wünschen Ihnen viel Erfolg auf Ihrem Weg zum persönlichen Wohlfühlgewicht!

KAMPF
DEN KILOS

Übergewicht gilt mittlerweile als Volkskrankheit. Jeder zweite Deutsche ist übergewichtig! Die Frage, wo die Grenze zwischen „ein paar Pfund zu viel" und wirklicher Fettleibigkeit (medizinisch Adipositas) liegt, lässt sich mithilfe einschlägiger Tests objektiv beantworten.

Eine einfache Faustformel, im 19. Jahrhundert vom französischen Arzt Paul Broca entwickelt (deshalb auch Broca-Formel), macht es möglich, das Normalgewicht des Körpers in etwa zu definieren: Körpergröße in cm minus 100. Bei einem Mann von 180 cm entspräche das Normalgewicht also 80 kg.

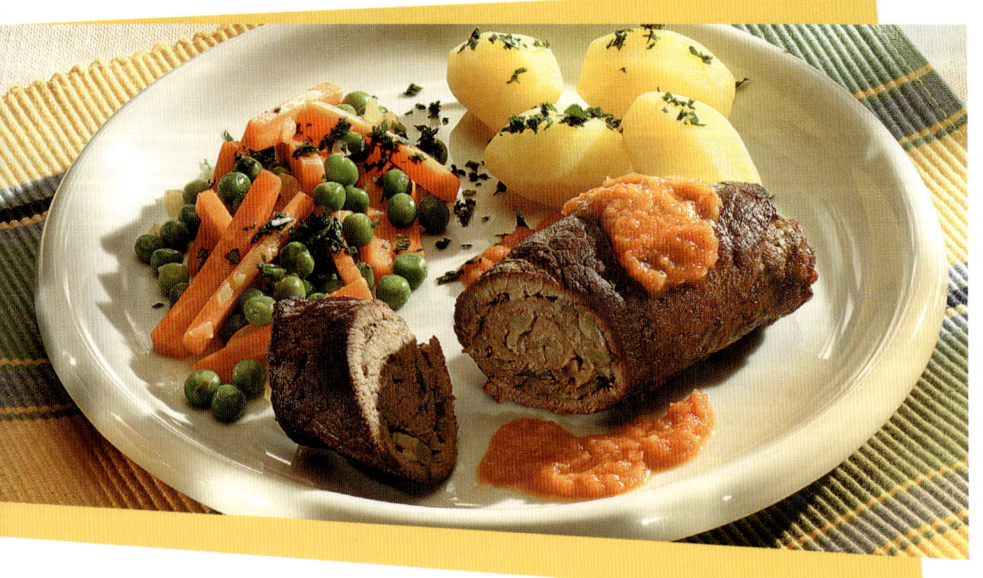

Die moderne Medizin hat diese grobe Rechnung mittlerweile vielfach differenziert. Bei Frauen sollten demnach über diese Formel hinaus noch weitere 5 bis 10 % abgezogen werden. Das Normalgewicht einer 170 cm großen Frau ließe sich also wie folgt berechnen: 170 cm minus 100 = 70 kg minus 5–10 % (also minus 3,5 - 7,0 kg). Es läge somit zwischen 66,5 und 63 kg. Die Broca'sche Formel versagt bei der Einstufung besonders großer bzw. besonders kleiner Menschen. Hier sollte das berechnete Normalgewicht um ca. 10 % reduziert bzw. erhöht werden.

Für eine weitaus genauere Berechnung steht der sogenannte Body Mass Index, kurz BMI. Der BMI ist ein Maß für die Körperfülle. Der Index berechnet sich so:

$$BMI = \frac{\text{Körpergewicht in kg}}{\text{Körpergröße in m}^2}$$

Bei der Interpretation des BMI muss immer das Alter berücksichtigt werden. Die BMI-Werte sollten wie folgt aussehen:

Alter (Jahre)	BMI-Normalwert (kg/m²)
19–24	19–24
25–34	20–25
35–44	21–26
45–54	22–27
55–64	23–28
→ 64	24–29

Bis zum Alter von 45 Jahren sollte der BMI-Wert nicht über 25 liegen, da man ab diesem Bereich von Übergewicht sprechen müsste. Mit fortschreitendem Alter ist aber auch ein höherer BMI bis zu 27,5 vertretbar. Liegt der BMI-Wert über 30, handelt es sich um Adipositas und ein Abnehmen ist dringend erforderlich.

Nicht nur die Höhe des Übergewichtes – dargestellt an einem zu hohen BMI-Wert –, sondern auch die Verteilung der überschüssigen Fettdepots am Körper beeinflussen das Gesundheitsrisiko. Hierzu sollten Sie Folgendes wissen: Der größte Speicher in unserem Körper ist für das Fett angelegt. Danach folgt der Speicher für die Kohlenhydrate. Proteine werden hingegen täglich in der Menge verbraucht, in der sie aufgenommen werden. Der Energiegehalt dieser drei Hauptnährstoffe beträgt bei Kohlenhydraten und Eiweiß ca. 4 kcal/g, bei Fett ca. 9 kcal/g. Bei Beginn einer Diät werden zuerst die Kohlenhydratspeicher aufgebraucht. Durch das höhere Wasserbindungsvermögen der Kohlenhydrate kommt es zu einer starken Entwässerung des Körpers. Erst danach werden die Fettspeicher angegriffen.

Man unterscheidet zwei Fettverteilungstypen, die Apfel- und die Birnenform. Die Apfelform tritt hauptsächlich bei Männern auf. Typisch für diese Form ist die vermehrte Fettansammlung im Bauchbereich. Übergewichtige Personen mit Tendenz zu solcher Apfelform sind besonders anfällig für Bluthochdruck, erhöhte Cholesterinwerte und Arterienverkalkung. Das Infarktrisiko steigt. Ein durchaus positiver Aspekt der Apfelform ist die schnelle und relativ einfache Mobilisierung des Fettes, die eine raschere Gewichtsreduktion ermöglicht. Die Birnenform ist vor allem ein weibliches Phänomen und zeigt sich an den typischen Problemzonen Bauch, Beine und Po durch vermehrte Fettanlagerung. Weibliche Fülle war von altersher ein Zeichen für Fruchtbarkeit – nicht zu Unrecht, schließlich besteht bei starkem Untergewicht auch die Gefahr der Unfruchtbarkeit.

SO FUNKTIONIERT DIE DIÄT

Was also nun tun, wenn die Waage zu weit ausschlägt und das Bild im Spiegel Ihrem prüfenden Blick nicht mehr standhält? Abnehmen und das Gewicht dauerhaft halten funktioniert nur dann, wenn Sie die Diätphase dazu nutzen, richtiges Essen und Trinken zu lernen. Hierbei hilft Ihnen dieses Buch.

Die Diät ist so aufgebaut, dass Sie jeden Tag 5 Mahlzeiten zu sich nehmen. Drei Hauptmahlzeiten (Frühstück, Mittagessen und Abendessen) und zwei Zwischenmahlzeiten. Nur der 1. Tag (Obsttag) ist

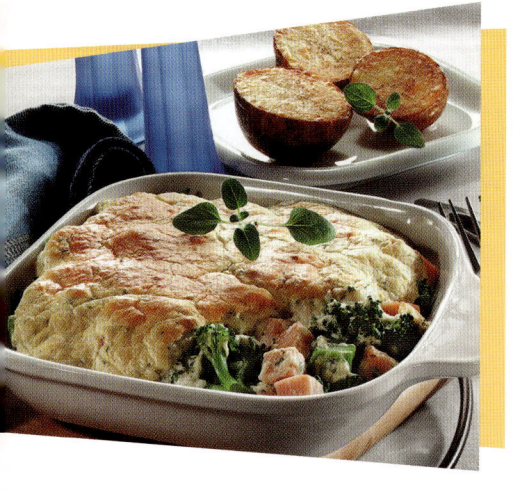

ein Entschlackungstag, an dem sich Ihr Körper an die veränderte Ernährungsweise gewöhnen soll.

Auf Seite 12/13 finden Sie den detaillierten Speiseplan für die 2 Wochen. Die Mengen für Frühstück, Zwischenmahlzeiten und Abendessen gelten immer für 1 Person. Die Rezepte für die Hauptgerichte ergeben jeweils 4 Portionen, sodass die ganze Familie mitessen kann und Sie nicht extra für sich kochen müssen.

Je nach persönlichem Tagesrhythmus können Sie die einzelnen Mahlzeiten untereinander austauschen. Sind Sie beispielsweise berufstätig und kommen erst am Abend dazu, sich eine warme Mahlzeit zuzubereiten, dann tauschen Sie Mittagessen (die warme Mahlzeit des Tages) und Abendessen einfach aus. Ist Ihnen am Morgen noch nicht nach einem Frühstück, dann beginnen Sie den Tag mit einer Zwischenmahlzeit und schieben das Frühstück nach hinten. Achten Sie aber stets drauf, dass zwischen zwei Hauptmahlzeiten immer eine Zwischenmahlzeit liegt und dass Sie alle 1 bis 2 Stunden etwas trinken.

Die Menge der Zutaten bei den aufgeführten Rezepten bezieht sich auf 1200 Kalorien – die empfohlene Energiemenge pro Tag für eine Frau, die abnehmen möchte. Ein Mann mit zu viel Gewicht sollte pro Tag nicht mehr als 1500 Kalorien zu sich nehmen.

Und wie geht's nach den 2 Wochen weiter? Ab Seite 42 finden Sie zusätzliche Rezepte für die Anschlusszeit nach der Diät. So gibt es dort ein Baukastensystem, mit dessen Hilfe Sie sich täglich ausgewogene Mahlzeiten für Frühstück, Abendessen und zwischendurch zusammenstellen können. Außerdem haben wir für Sie viele weitere Rezepte für köstliche Hauptgerichte zusammengetragen, die allesamt satt machen und wenig Kalorien und Fett enthalten.

HIER NOCH EINMAL ALLE WICHTIGEN PUNKTE ZUR 2-WOCHEN-FITNESS-DIÄT:

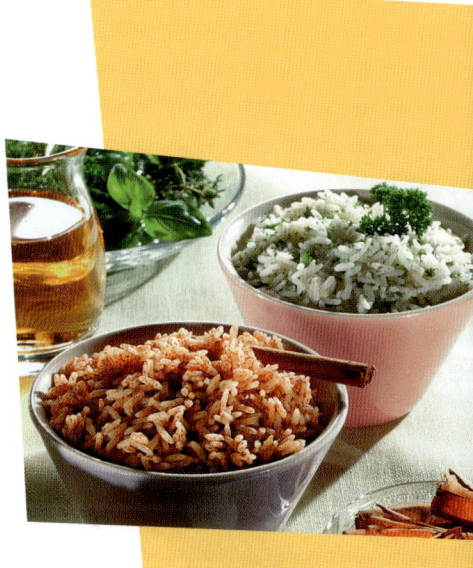

- Essen Sie jeden Tag 3 Hauptmahlzeiten und 2 Zwischenmahlzeiten.
- Jede Mahlzeit ist nach Belieben austauschbar. Sie können selbst entscheiden, wann Sie welche Mahlzeit zu sich nehmen wollen.
- Zwischen zwei Hauptmahlzeiten muss immer eine Zwischenmahlzeit liegen.
- Trinken Sie alle 1 bis 2 Stunden etwas.
- Halten Sie sich genau an die vorgegebenen Gewichtsangaben der Rezepturen. So bekommen Sie automatisch ein Gefühl für die richtigen Portionsgrößen und der Abnehmerfolg ist Ihnen garantiert!

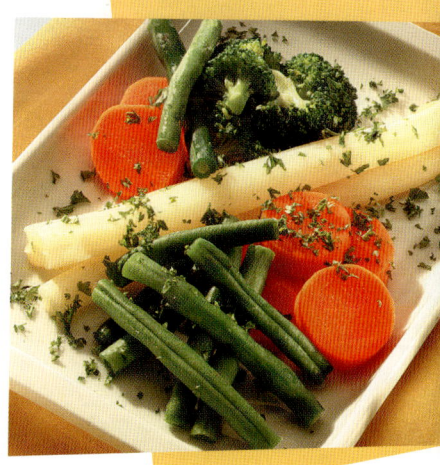

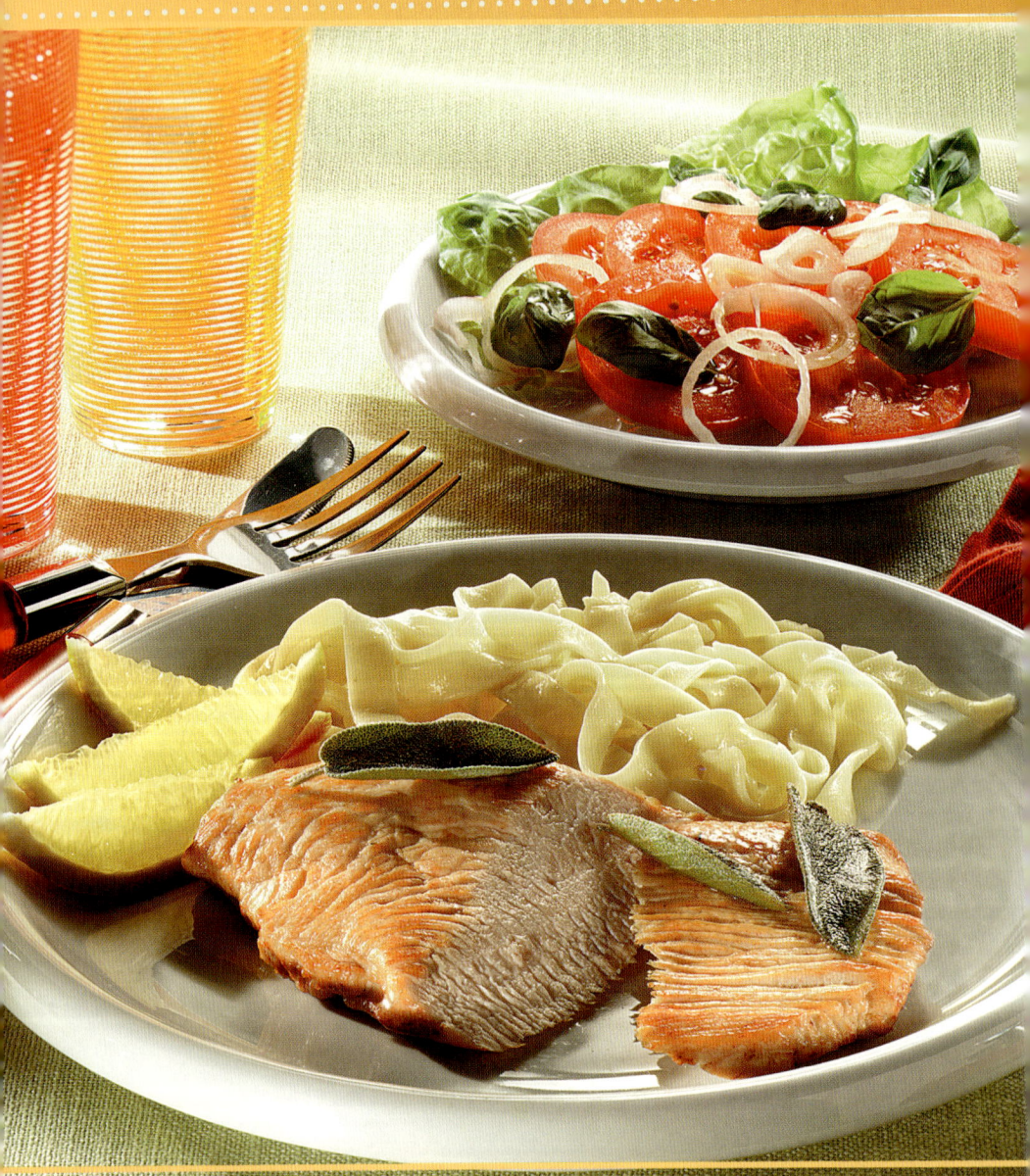

2-WOCHEN-FITNESS-DIÄT

Jetzt geht's los! In diesem Kapitel finden Sie alles, was Sie für die 14 Tage brauchen: einen übersichtlichen Speiseplan und detailliert beschriebene Rezepte mit Foto. Sie werden sehen, wie einfach es ist, abwechslungsreich und kalorienarm zu essen, ohne dabei auf Essgenuss verzichten zu müssen.

SPEISEPLAN

1. WOCHE

	1. Tag	2. Tag	3. Tag	4. Tag	5. Tag	6. Tag	7. Tag
morgens	1 Scheibe Vollkornbrot 5 g Butter 100 g Frischkäse	30 g Cornflakes 200 ml Milch 200 g Beeren	2 Scheiben Vollkorntoast 20 g Schnittkäse 1/2 TL Honig	35 g Müslimischung 200 g Joghurt 150 g Obst	1 1/2 Scheiben Mischbrot 35 g gekochter Schinken 25 g körniger Frischkäse 300 ml Gemüsesaft	2 Scheiben Vollkorntoast 70 g Lachsschinken 2 Tl Marmelade	1 1/2 Roggenbrötchen 50 g körniger Frischkäse 2 Tl Honig
zwischendurch		2 Vollkornkekse 100 g Magermilchjoghurt mit Früchten	300 g Tomaten 25 g Schnittkäse	300 ml Gemüsesaft 30 g Camembert	150 g Obst 150 g Joghurt	2 Stück Schokolade 100 g Magermilchjoghurt mit Früchten	2 Vollkornkekse 150 g Joghurt
mittags	Obsttag (S. 15)	Kasseler mit Sauerkraut und Rohkostteller (S. 16)	Gemüse-Gulasch mit Rohkostteller und Kartoffeln (S. 18)	Linseneintopf mit Würstchen (S. 20)	Provenzalischer Gemüseauflauf mit Rohkostteller (S. 22)	Putenschnitzel à la Romana mit Tagliatelle (S. 24)	Gegrilltes Lachsfilet mit Spinatsalat (S.26)
zwischendurch		1/2 Scheibe Roggenbrot 30 g Camembert	150 g Obst 150 g Joghurt	10 Schokolinsen 175 ml Buttermilch	2 Scheiben Knäckebrot 20 g Doppelrahmfrischkäse	400 g Gurke 85 g Magerquark	150 g Obst 150 g Joghurt
abends	Obsttag (S. 15)	1 1/2 Scheiben Vollkornbrot 50 g Räucherfisch 250 g Salat 1 El Schmand	200 g Pellkartoffeln 100 g Magerquark 125 g Gemüse 2 El Sauerrahm	1 1/2 Scheiben Vollkornbrot 1 Ei 100 g Obst 1 TL Butter	Salat aus: 45 g Reis 30 g Schinkenwurst 50 g Erbsen evtl. 2 El Sauerrahm	1 1/2 Scheiben Vollkornbrot 35 g Camembert 20 g Oliven 1 Tl Butter	1 1/2 Scheiben Vollkornbrot 100 g Magerquark 125 g Gemüse 1 Tl Butter

Hier haben Sie die 2-Wochen-Fitness-Diät auf einen Blick. Sie werden sehen, schon nach wenigen Tagen werden Sie sich wohler und fitter fühlen.

2. WOCHE

	8. Tag	9. Tag	10. Tag	11. Tag	12. Tag	13. Tag	14. Tag
morgens	1 Scheibe Vollkorntoast 5 g Butter 1 weich gekochtes Ei	1 1/2 Scheiben Mischbrot 25 g Geflügelwurst 25 g körniger Frischkäse 125 ml Orangensaft	2 Scheiben Vollkorntoast 70 g Lachsschinken 2 Tl Marmelade	35 g Müslimischung 200 g Joghurt 150 g Obst	30 g Cornflakes 200 ml Milch 150 g Obst	2 Scheiben Vollkorntoast 35 g Schnittkäse 2 Tl Honig	1 1/2 Roggenbrötchen 50 g körniger Frischkäse 2 Tl Marmelade
zwischen-durch		4 Tl Kakaopulver 150 ml Milch	300 ml Gemüsesaft 30 g Camembert	150 g Obst 150 g Joghurt	8 Gummibärchen 100 g Magermilchjoghurt mit Früchten	2 Stück Schokolade 100 g Magermilchjoghurt mit Früchten	2 Scheiben Knäckebrot 20 g Doppelrahmfrischkäse
mittags	Gefüllte Putenbrust mit Gemüseteller (S. 28)	Fisch-Schaschlik mit Knoblauch (S. 30)	Rahmspinat mit Ei (S. 33)	Gemüse mit Zaziki (S. 35)	Putengeschnetzeltes mit Reis und Gemüse (S. 36)	Brokkolitarte mit Pinienkernen und Salat Exotik (S. 38)	Huhn mit Zitronensauce (S. 41)
zwischen-durch		150 g Obst 150 g Joghurt	1/2 Scheibe Roggenbrot 20 g Doppelrahmfrischkäse	½ Scheibe Roggenbrot 25 g Schnittkäse	2 Scheiben Knäckebrot 20 g Doppelrahmfrischkäse	300 g Paprika 85 g Magerquark	150 g Obst 150 g Joghurt
abends	Reistag (S. xx)		1 1/2 Scheiben Vollkornbrot 60 g Tatar 250 g Salat 1 El Schmand	Salat aus: 45 g Nudeln 1 Wiener Würstchen 125 g Gemüse 2 El Sauerrahm	1 1/2 Scheiben Vollkornbrot 35 g Camembert 100 g Obst 1 Tl Butter	1 1/2 Scheiben Vollkornbrot 35 g Geflügelwurst 125 g Gemüse 1 Tl Butter	1 1/2 Scheiben Vollkornbrot 1 Wiener Würstchen 125 g Gemüse 1 Tl Butter

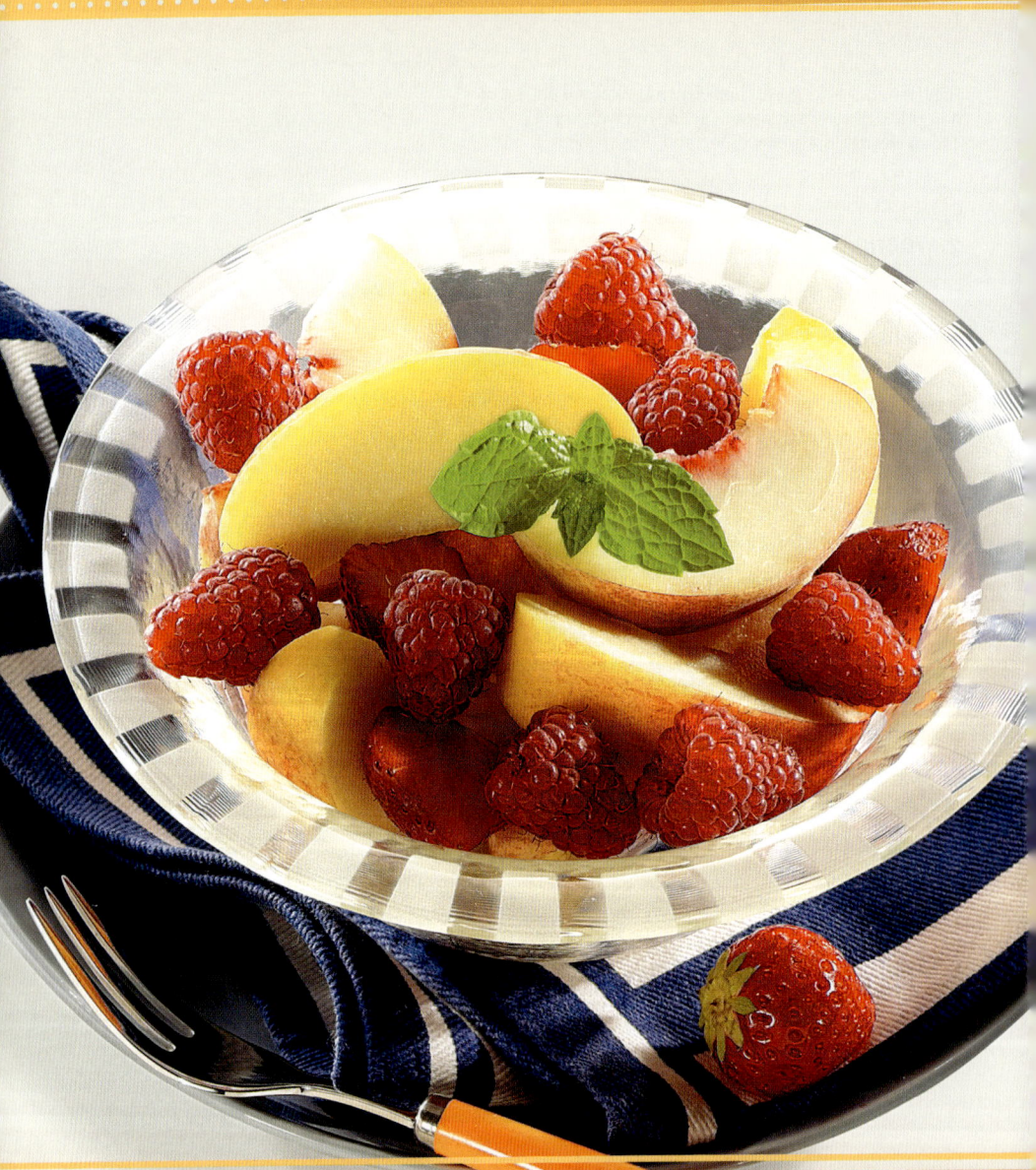

obsttag

Morgens gibt es zunächst ein klassisches Frühstück. Das anschließende Rezept ist dann sowohl für das Mittagessen als auch für das Abendessen bestimmt.

Bitte vergessen Sie nicht, am Obsttag ausreichend zu trinken, idealerweise mindestens 2 Liter in Form von Mineralwasser sowie Kräuter- und Früchtetee. Limonade, Milch und Frucht- bzw. Gemüsesäfte sind nicht geeignet, da sie durch ihren Zucker- bzw. Eiweißgehalt eher eine Zwischenmahlzeit als ein Durstlöscher sind.

Für das Frühstück
Das Brot, den Toast oder das Knäckebrot mit Butter oder Margarine bestreichen und den Quark oder den Frischkäse daraufgeben. Oder das weich gekochte Ei dazu essen.

Für mittags und abends
Frisches Obst putzen, waschen und in mundgerechte Stücke schneiden. Entweder das Obst roh essen (ohne Zucker), dünsten und als Kompott essen oder zu einem leckeren Obstsalat vermischen.

Für 1 Person:

Für das Frühstück:
1 Scheibe Vollkornbrot
  oder 1 Scheibe Vollkorntoast
  oder 2 Scheiben Knäckebrot
5 g Butter
  oder 5 g Margarine
1 weich gekochtes Ei
  oder 100 g Quark
  oder 100 g Frischkäse
Tee oder Kaffee nach Wahl

Für mittags und abends:
750 g Obst, frisch oder TK
  (z. B. Äpfel, Kirschen,
  Erdbeeren oder Pfirsiche)

Kasseler mit Sauerkraut und Rohkostteller

Für 4 Personen:

Für das Kasseler:
2 El Sonnenblumenöl
600 g Sauerkraut
1 Lorbeerblatt
2 Wacholderbeeren
Salz
Pfeffer
Muskat
600 g Kassler, mager
400 g Kartoffeln
100 ml fettarme Milch

Für den Rohkostteller:
60 g Karotten
60 g Kohlrabi
60 g Zucchini
90 g fettarmer Joghurt
40 ml fettarme Milch
1 El mittelscharfer Senf
1 El Zitronensaft
Salz
Pfeffer
2 Tl Akazienhonig
3 El frische Kräuter
    (z. B. Petersilie, Pimpernelle,
    Schnittlauch)

Für das Kasseler das Öl in einen Topf geben und erhitzen. Das Sauerkraut dazugeben, mit etwas Wasser aufgießen. Lorbeerblatt, Wacholderbeeren und Gewürze zugeben. Zugedeckt bei mittlerer Hitze ca. 30 Minuten garen. Nach der Hälfte der Garzeit das Kasseler darauflegen und mitgaren.

Die Kartoffeln schälen und in Wasser garen (ohne Salz). Anschließend abgießen. Die Milch erhitzen. Die Kartoffeln durch eine Gemüsepresse geben oder stampfen. Mit einem Schneebesen die heiße Milch unterrühren. Mit Salz, Pfeffer und etwas Muskatnuss nach Geschmack würzen. Kartoffelpüree, Sauerkraut und Kassler auf Tellern anrichten.

Für den Rohkostteller Karotten schälen und fein raspeln. Kohlrabi schälen und fein raspeln. Zucchini waschen und mit Schale fein raspeln. Die Rohkost auf einem Teller anrichten.

Für die Salatsauce den Joghurt mit der Milch und dem Senf verrühren. Zitronensaft dazugeben und gut verrühren. Mit Salz, Pfeffer und Honig abschmecken.

Die Salatsauce über das Gemüse geben. Mit frischen Kräutern bestreuen und servieren.

Zubereitungszeit: ca. 45 Minuten
Pro Portion ca. 365 kcal • 23 g E • 15 g F • 33 g KH • 7 g Ballast

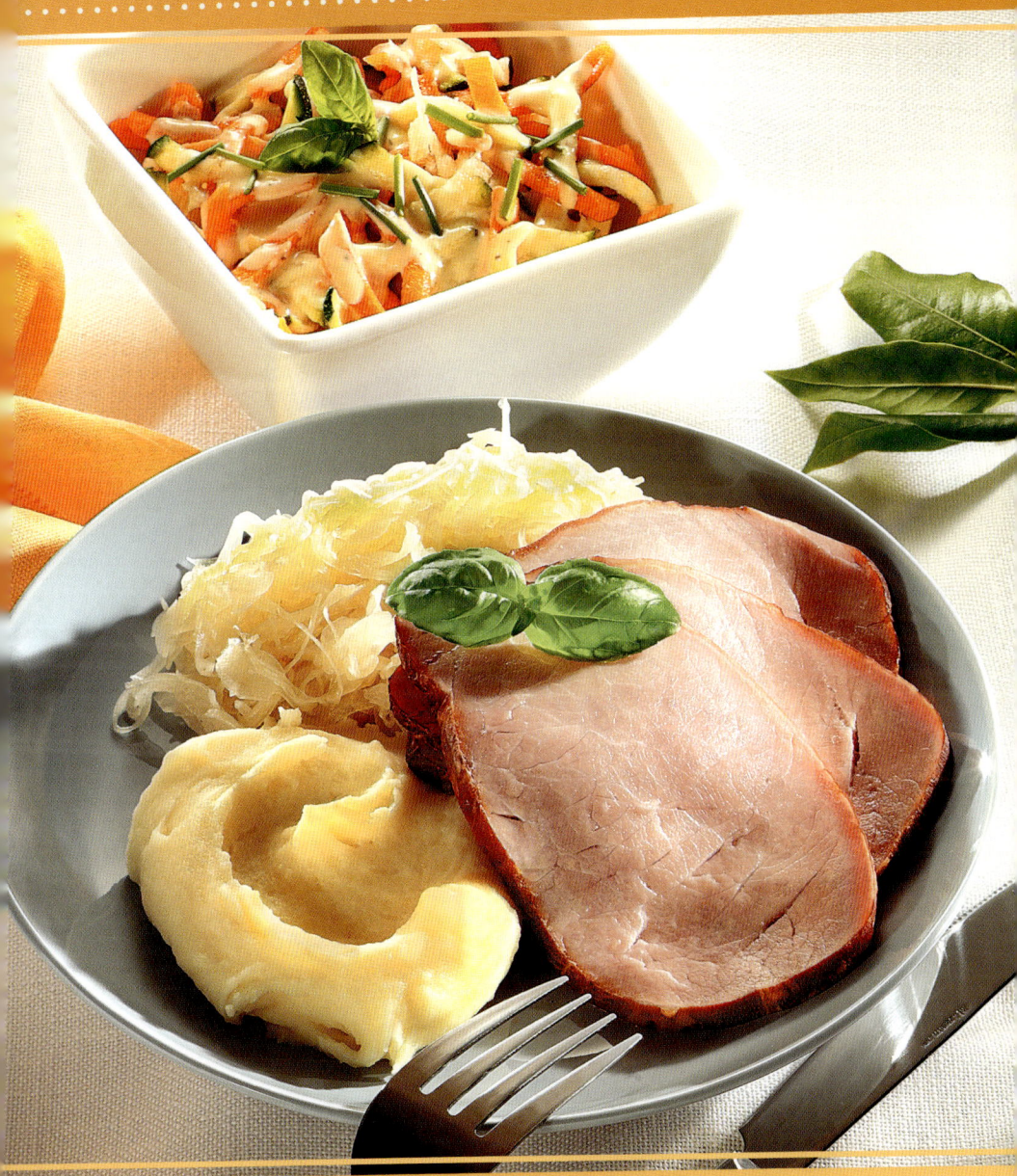

Gemüse-Gulasch mit Rohkostteller und Kartoffeln

Für 4 Personen:

Für das Gemüse-Gulasch:
120 g Zwiebeln
je 400 g Zucchini, Tomaten,
    Paprika, Karotten und
    Knollensellerie
2 Knoblauchzehen
6 Tl Olivenöl
Salz
Pfeffer
500 ml Gemüsebrühe
400 g Kartoffeln
4 El frische Petersilie, gehackt

Für den Rohkostteller:
80 g Karotten
80 g Kohlrabi
80 g Zucchini
120 g fettarmer Joghurt
40 ml fettarme Milch
1 El mittelscharfer Senf
2 El Zitronensaft
Salz
Pfeffer
2 Tl Akazienhonig
3 El frische Kräuter
    (z. B. Petersilie, Pimpernelle,
    Schnittlauch)

Für das Gemüse-Gulasch die Zwiebeln schälen und fein würfeln. Zucchini, Tomaten und Paprika putzen, waschen und in grobe Stücke würfeln.

Karotten und Sellerie schälen, waschen und grob würfeln. Knoblauch durch die Knoblauchpresse geben.

Öl in einem Topf erhitzen. Zwiebelwürfel und Knoblauch dazugeben und glasig dünsten. Karotten dazugeben und unter Rühren kurz anbraten. Das restliche Gemüse dazugeben. Salzen und pfeffern. Mit der Gemüsebrühe angießen und zugedeckt ca. 20 Minuten garen.

Die Kartoffeln schälen und in Wasser (ohne Salz) kochen. Die Kartoffeln mit dem Gemüse-Gulasch anrichten und mit Petersilie bestreuen.

Für den Rohkostteller Karotten und Kohlrabi schälen und fein raspeln. Zucchini waschen und mit Schale fein raspeln. Die Rohkost auf Tellern anrichten.

Für die Salatsauce den Joghurt mit der Milch und dem Senf verrühren. Zitronensaft dazugeben und gut verrühren. Mit den Gewürzen und dem Honig abschmecken.

Die Salatsauce über das Gemüse geben. Mit frischen Kräutern bestreuen und servieren.

Zubereitungszeit ca. 45 Minuten
Pro Portion ca. 367 kcal • 14 g E • 14 g F • 42 g KH • 17 g Ballast

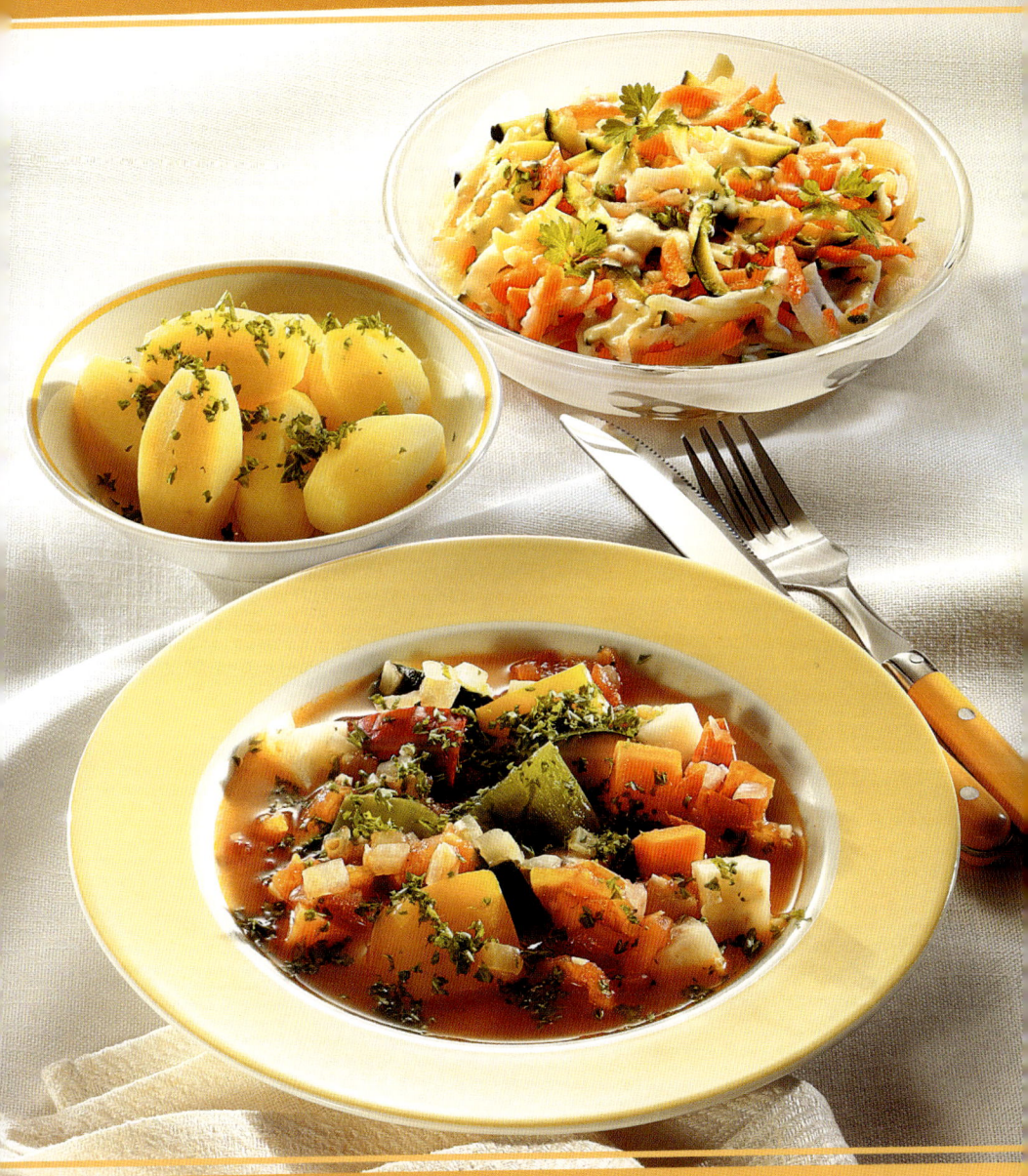

Linseneintopf mit Würstchen

Für 4 Personen:

180 g Linsen
Salz
80 g Zwiebeln
1 1/2 Tl Pflanzenöl
600 g Karotten
200 g Porree
2 Knoblauchzehen
1 l Gemüsebrühe
Pfeffer
4 Wiener Würstchen
3 El frische Petersilie

Linsen waschen, mit Wasser bedecken und über Nacht einweichen. Salz dazugeben und in dem Einweichwasser sprudelnd ca. 30 Minuten fast weich garen.

Zwiebeln schälen und würfeln. Das Öl in einem Topf erhitzen. Zwiebeln dazugeben und glasig dünsten.

Die Karotten schälen, waschen und würfeln. Zu den Zwiebeln geben und kurz anbraten.

Den Porree putzen, waschen und in feine Streifen schneiden. Zu dem übrigen Gemüse geben und kurz mit anbraten. Knoblauch schälen und durchpressen.

Die fast garen Linsen mit dem Kochsud in den Topf geben. Knoblauch, Gemüsebrühe, Pfeffer und Salz nach Geschmack dazugeben.

Alles bei schwacher Hitze gar köcheln lassen. 10 Minuten vor Ende die Würstchen in die Suppe geben. Vor dem Servieren die Petersilie über die Suppe streuen.

Zubereitungszeit: ca. 55 Minuten (plus Zeit zum Einweichen)
Pro Portion ca. 356 kcal • 20 g E • 12 g F • 38 g KH • 12 g Ballast

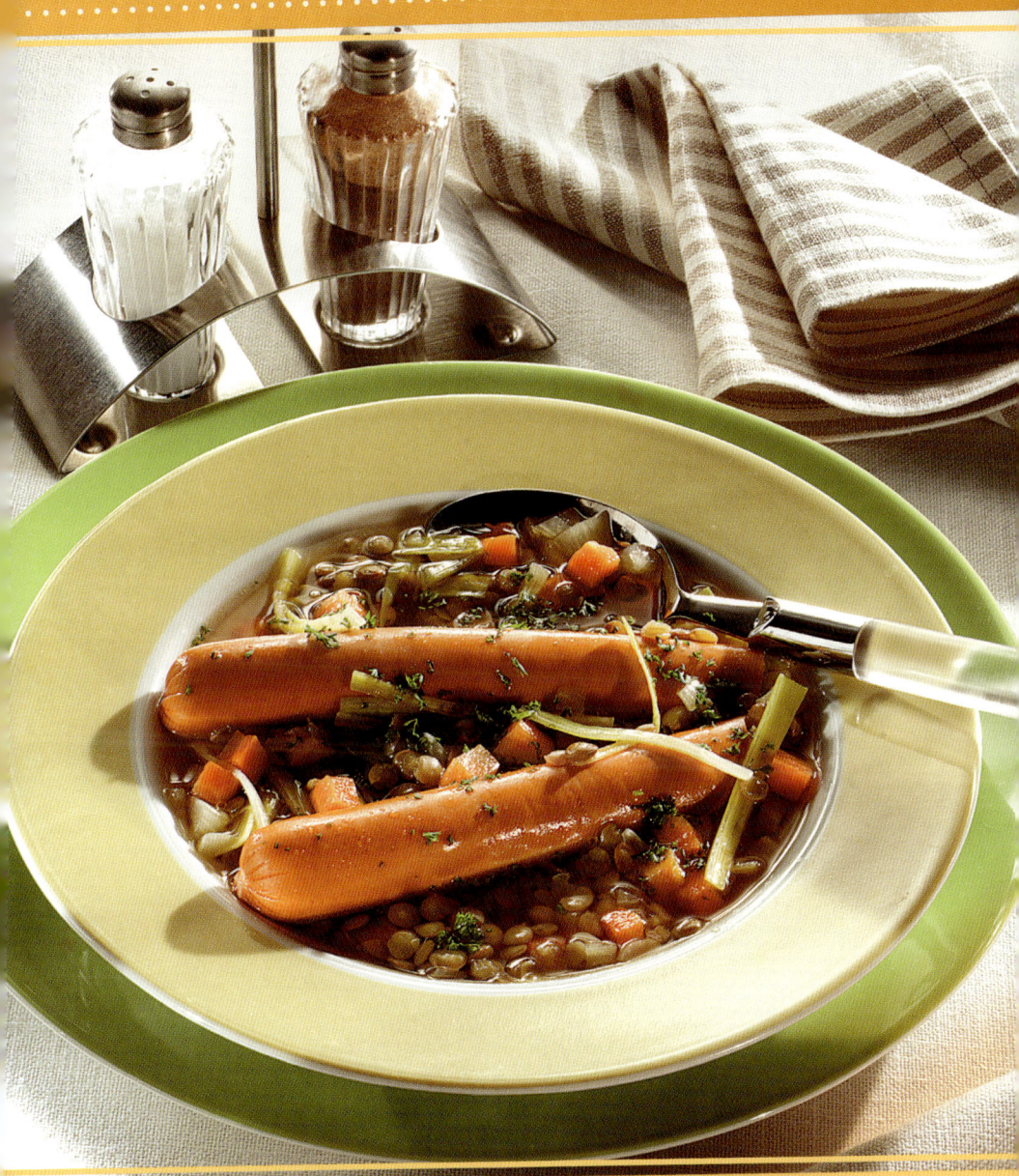

Provenzalischer Gemüseauflauf mit Rohkostteller

Für 4 Personen:

Für den Gemüseauflauf:
600 g Kartoffeln
150 g Porree
150 g Paprika, bunt
150 g Zucchini
250 g Cocktailtomaten
1 kleine Zwiebel
2 El Olivenöl
2 Knoblauchzehen
80 g Rinderhackfleisch
Salz
Pfeffer
Kräuter der Provence
1 El schwarze Oliven
300 ml fettarme Milch
1 Ei
Paprikapulver

Für den Gemüseauflauf die Kartoffeln gründlich waschen und mit der Schale in Wasser (ohne Salz) garen. Porree waschen und in feine Streifen schneiden. Paprika waschen, halbieren, das Kerngehäuse entfernen und in Streifen schneiden. Zucchini waschen und grob raspeln. Tomaten waschen und halbieren.

Die Kartoffeln pellen und in dünne Scheiben schneiden. Die Zwiebel schälen und fein würfeln. Das Olivenöl in einer beschichteten Pfanne erhitzen. Die Zwiebeln dazugeben und glasig dünsten. Den Knoblauch schälen, durch die Knoblauchpresse drücken und mit anbraten. Das Hackfleisch zugeben und kräftig anbraten. Mit Salz und Pfeffer würzen.

In eine Auflaufform zuerst die Kartoffeln schichten, darüber die Hackfleischmasse geben und mit den Kräutern der Provence bestreuen. Darüber Paprika, Zucchini und Porree verteilen. Mit den Cocktailtomaten verzieren.

Die Oliven entsteinen und in feine Ringe schneiden. Darüberstreuen. Die Milch mit dem Ei verschlagen. Salz, Pfeffer und Paprika nach Geschmack zugeben. Die Eier-Milch-Mischung über den Auflauf gießen. Im Backofen ca. 20 Minuten backen (Umluft ca. 180 °C).

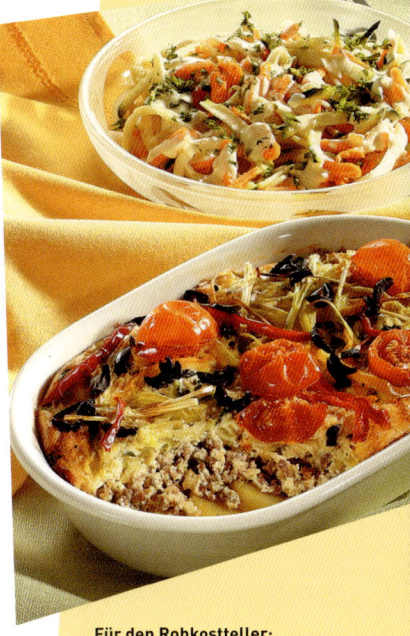

Für den Rohkostteller Karotten schälen und fein raspeln. Kohlrabi schälen und fein raspeln. Zucchini waschen und mit Schale fein raspeln. Die Rohkost auf einem Teller anrichten.

Für die Salatsauce den Joghurt mit der Milch und dem Senf verrühren. Zitronensaft dazugeben und gut verrühren. Mit Gewürzen und Honig abschmecken. Die Salatsauce über das Gemüse geben. Mit frischen Kräutern bestreuen und servieren.

Zubereitungszeit: ca. 50 Minuten
Pro Portion ca. 351 kcal • 15 g E • 12 g F • 38 g KH • 8 g Ballast

Für den Rohkostteller:
 80 g Karotten
 80 g Kohlrabi
 80 g Zucchini
 120 g fettarmer Joghurt
 40 ml fettarme Milch
 1 El mittelscharfer Senf
 2 El Zitronensaft
 Salz
 Pfeffer
 2 El Akazienhonig
 3 El frische Kräuter

Putenschnitzel à la Romana mit Tagliatelle

Für 4 Personen:

4 Putenschnitzel (à 90 g)
Salz
Pfeffer
6 El Olivenöl
4 Salbeiblätter
200 g Tagliatelle
600 g Tomaten
400 g Schalotten, mild
1 El Olivenöl, extra vergine
1 El frisches Basilikum
2 Zitronen

Putenschnitzel waschen und trocken tupfen, mit Salz und Pfeffer einreiben. Das Olivenöl in einer Pfanne erhitzen, das Fleisch von beiden Seiten braten. Die Salbeiblätter dazugeben und ebenfalls anbraten.

Die Tagliatelle in Salzwasser garen. Tomaten waschen, in feine Scheiben schneiden. Schalotten schälen und in hauchdünne Scheiben hobeln. Tomaten auf einem Salatteller anrichten. Mit Salz und Pfeffer bestreuen. Die Schalotten darübergeben, mit dem Olivenöl dünn besprühen. Basilikum waschen und darüberstreuen.

Die Putenschnitzel mit den Salbeiblättern und der Tagliatelle auf Tellern anrichten. Mit Zitronenachteln garnieren. Den Tomaten-Basilikum-Teller dazuservieren.

Zubereitungszeit: ca. 30 Minuten
Pro Portion ca. 338 kcal • 29 g E • 12 g F • 26 g KH • 4 g Ballast

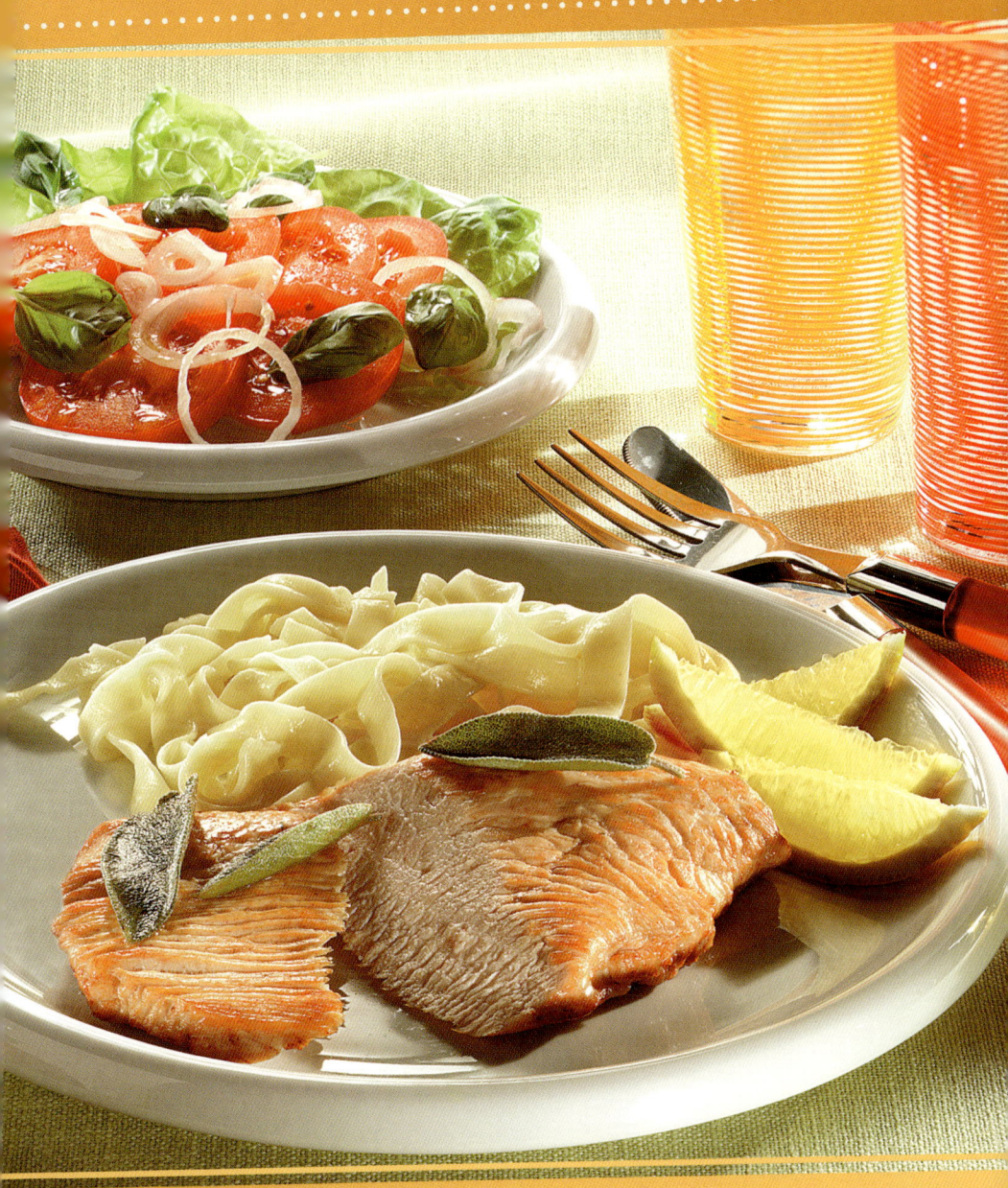

Gegrilltes Lachsfilet mit Spinatsalat

Für 4 Personen:

Für das Lachsfilet:
120 g Reis
320 g Lachsfilet
Salz
Pfeffer
2 Tl Mandelblättchen
100 g Joghurt
1 El Senf
1 El frische Kräuter
   (z. B. Petersilie, Schnittlauch)
1 Zitrone

Für das Lachsfilet den Reis in Salzwasser garen. Das Lachsfilet waschen und trocken tupfen. Mit Salz und Pfeffer würzen. Im Backofen ca. 15–20 Minuten grillen.

Den Reis in ein Sieb geben und abtropfen lassen. Mit den Mandelblättchen vermischen.

Den Joghurt mit dem Senf vermischen. Die Kräuter einrühren.

Den Lachs mit dem Joghurt-Dip auf Tellern anrichten. Den Mandelreis dazugeben. Mit Zitronenachteln garnieren.

TIPPS
Statt im Ofen können Sie den Lachs auch bei mittlerer Hitze in einer beschichteten Pfanne braten. Das dauert ca. 10 Minuten.

Als Dipp schmeckt auch eine Kombination aus Joghurt, Knoblauch und Zitronensaft sehr lecker, die Sie mit Salz, Pfeffer und evtl. etwas Estragon abschmecken.

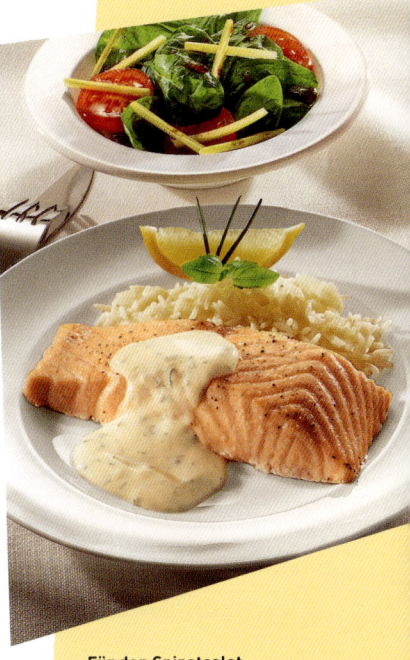

Für den Salat den Spinat sorgfältig verlesen, waschen und gut abtropfen lassen. Große Blätter mundgerecht zerpflücken.

Tomaten waschen und halbieren. Sellerie schälen, waschen und in feine Streifen schneiden.

Spinat auf Tellern anrichten, Tomatenhälften dazugeben.

Für die Salatsauce den Balsamico mit dem Walnussöl verschlagen und mit den Gewürzen abschmecken. Über den Salat geben. Mit den Selleriestreifen garnieren.

Zubereitungszeit: ca. 30 Minuten
Pro Portion ca. 362 kcal • 22 g E • 13 g F • 33 g KH • 5 g Ballast

Für den Spinatsalat:
400 g junger frischer Spinat
200 g Cocktailtomaten
40 g Staudensellerie
   (ersatzweise Rettichsprossen)
2 El Balsamico-Essig
4 Tl Walnussöl
1 Tl Zucker
Salz
Pfeffer

Gefüllte Putenbrust mit Gemüseteller

Für 4 Personen:

Für die Putenbrust:
320 g Blattspinat
1 Zwiebel
1 Knoblauchzehe
1 El Keimöl
1 Prise Muskat
2 El frische Kräuter
    (z. B. Petersilie, Basilikum,
    Oregano, Thymian)
2 Eier
4 kleine Putenbrustschnitzel
    (à 70 g oder 1 Stück
    Putenbrust à 280 g)
Salz
Pfeffer
400 g Paprika (rot oder gelb)
1 El Sonnenblumenöl
1 El Vollkornmehl
120 ml fettarme Milch
Paprikapulver
120 g Reis

Für die gefüllte Putenbrust Spinat waschen und verlesen. Zwiebel und Knoblauch schälen und fein würfeln. Öl in einem Topf erhitzen, Zwiebeln darin glasig dünsten, Spinat, Knoblauch, Muskat und die Hälfte der Kräuter dazugeben und dünsten. Den Spinat abtropfen und abkühlen lassen. Mit den Eiern vermischen.

Die Putenbrust waschen und trocken tupfen. Mit Salz und Pfeffer einreiben. Den Spinat auf die Putenbrust verteilen. Zusammenrollen und mit Holzstäbchen oder Küchengarn fixieren.

Das Fleisch auf ein genügend großes Stück Bratfolie legen. Die Folie gut verschließen und auf den Rost in die Mitte des Backofens legen. Bei 160 °C Umluft je nach Größe des Fleischstückes ca. 20 Minuten garen.

Für den Paprikarahm die Paprika waschen, halbieren, entkernen und in Würfel schneiden. Öl in einem Topf erhitzen. Die Paprikawürfel dazugeben und kurz anbraten. Das Mehl darüberstreuen und gut mit dem Gemüse vermischen.

Etwas Wasser dazugeben und unter Rühren die Milch hinzufügen. Bei mittlerer Hitze ca. 15 Minuten weich garen. Mit Salz, Pfeffer und Paprika abschmecken.

Mit einem Pürierstab das Gemüse fein pürieren, bis eine sämige Sauce entsteht. Den Reis in Salzwasser garen. Vor dem Anrichten mit den übrigen Kräutern vermischen.

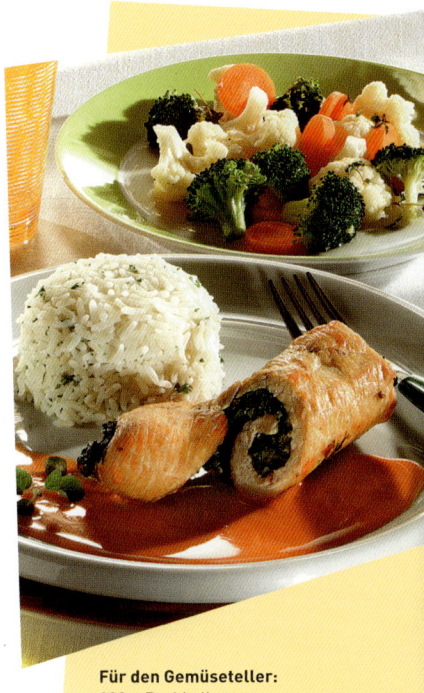

Für den Gemüseteller Brokkoli und Blumenkohl putzen, waschen und in Röschen zerteilen. Karotten schälen, waschen und in Scheiben schneiden.

Salzwasser zum Kochen bringen, das Gemüse in das kochende Wasser geben und ca. 5 Minuten bissfest garen.

Für die Salatsauce das Öl mit dem Weißweinessig gut verrühren. Mit Salz, Pfeffer, Kräutern und Honig abschmecken.

Die Salatsauce über das lauwarme Gemüse geben und mit den Kräutern bestreuen.

Zubereitungszeit: ca. 45 Minuten
Pro Portion ca. 375 kcal • 32 g E • 13 g F • 49 g KH • 9 g Ballast

Für den Gemüseteller:
200 g Brokkoli
200 g Blumenkohl
200 g Karotten
Salz
2 El Sonnenblumenöl
2 El Weißweinessig
Pfeffer
3 El frische Kräuter (z. B. Petersilie, Thymian, Schnittlauch)
2 Tl Akazienhonig

Fisch-Schaschlik mit Knoblauch

Für 4 Personen:

400 g Rotbarschfilet
200 ml Zitronensaft
240 g Brokkoli
Salz
240 g Champignons
240 g Cocktail-Tomaten
Pfeffer
Knoblauchpulver
Oregano
Thymian
1 El Olivenöl
2 El Gemüsebrühe
4 El Joghurt
frische Kräuter
140 g Reis
360 g Blattspinat
120 g Zwiebeln
2 Knoblauchzehen
4 El Vinaigrette (FP)

Fischfilet waschen und trocknen, in ca. 2 x 2 cm große Würfel schneiden, mit Zitronensaft beträufeln und etwas ziehen lassen.

Den Brokkoli waschen, in gleich große Röschen teilen und in kochendem Salzwasser ca. 7 Minuten bissfest garen.

Die Champignons putzen, waschen und je nach Größe ganz lassen, halbieren oder vierteln. Die Tomaten waschen.

Abwechselnd Fischstücke, Tomaten, Brokkoli und Champignons auf Metall- oder Holzspieße stecken. Mit Salz, Pfeffer, Knoblauch, Oregano und Thymian bestreuen und mit Olivenöl besprühen.

Die Fischspieße in einer beschichteten Pfanne von allen Seiten ca. 10 Minuten braten. Danach den Bratensatz mit Gemüsebrühe ablösen, mit Joghurt verfeinern und mit Salz, Pfeffer, Knoblauchpulver und frischen Kräutern abschmecken.

Den Reis in Salzwasser garen, in einem Sieb abtropfen lassen. Den Spinat putzen, waschen und verlesen. Zwiebeln schälen und sehr fein würfeln. Knoblauch schälen und durch die Presse geben. Zwiebeln und Knoblauch mit der Vinaigrette vermischen und über den Spinat geben. Fischspieße aus der Pfanne nehmen, den Reis dazugeben. Sauce und den Salat dazureichen.

Zubereitungszeit: ca. 40 Minuten
Pro Portion ca. 352 kcal • 28 g E • 8 g F • 41 g KH • 5 g Ballast

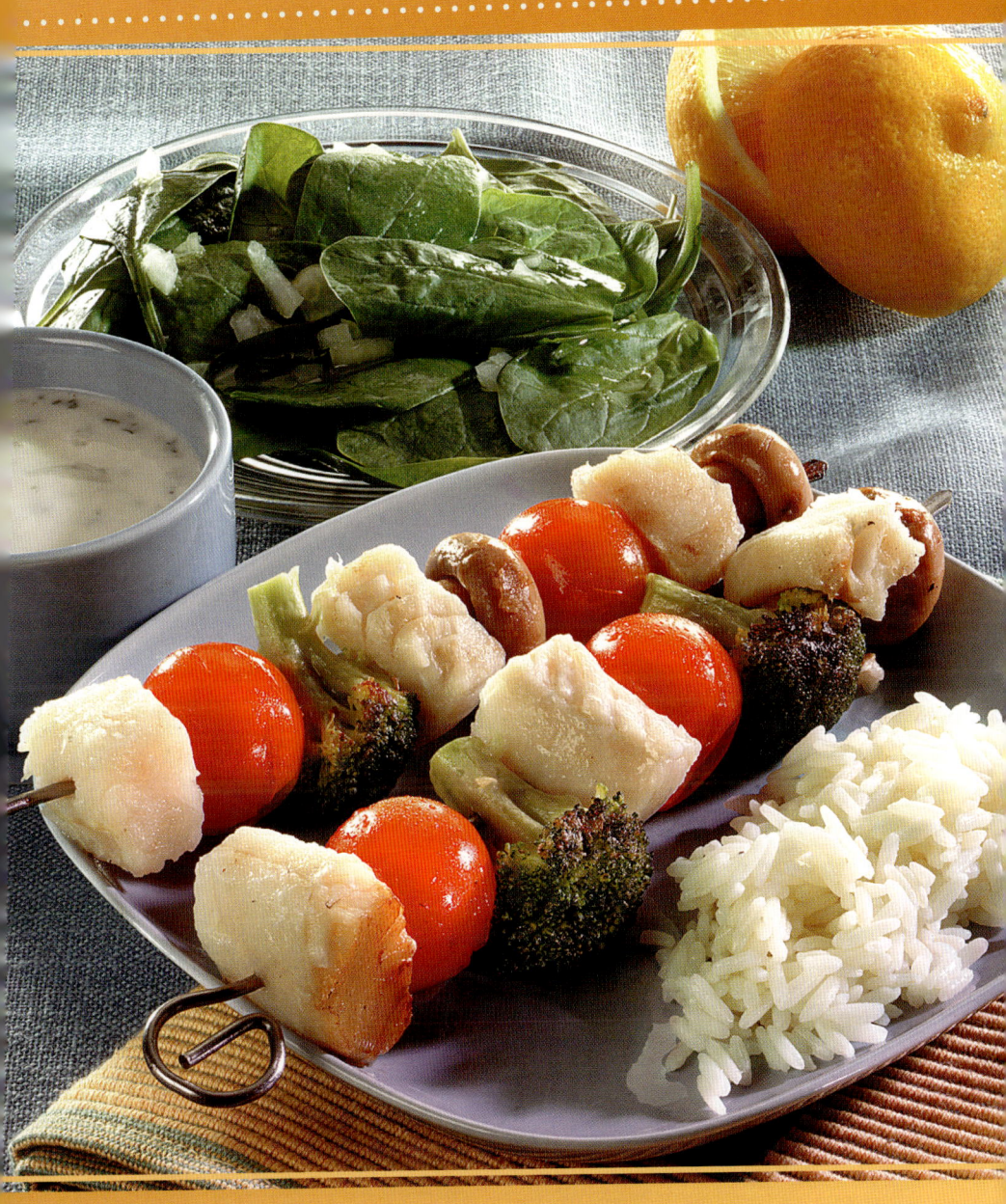

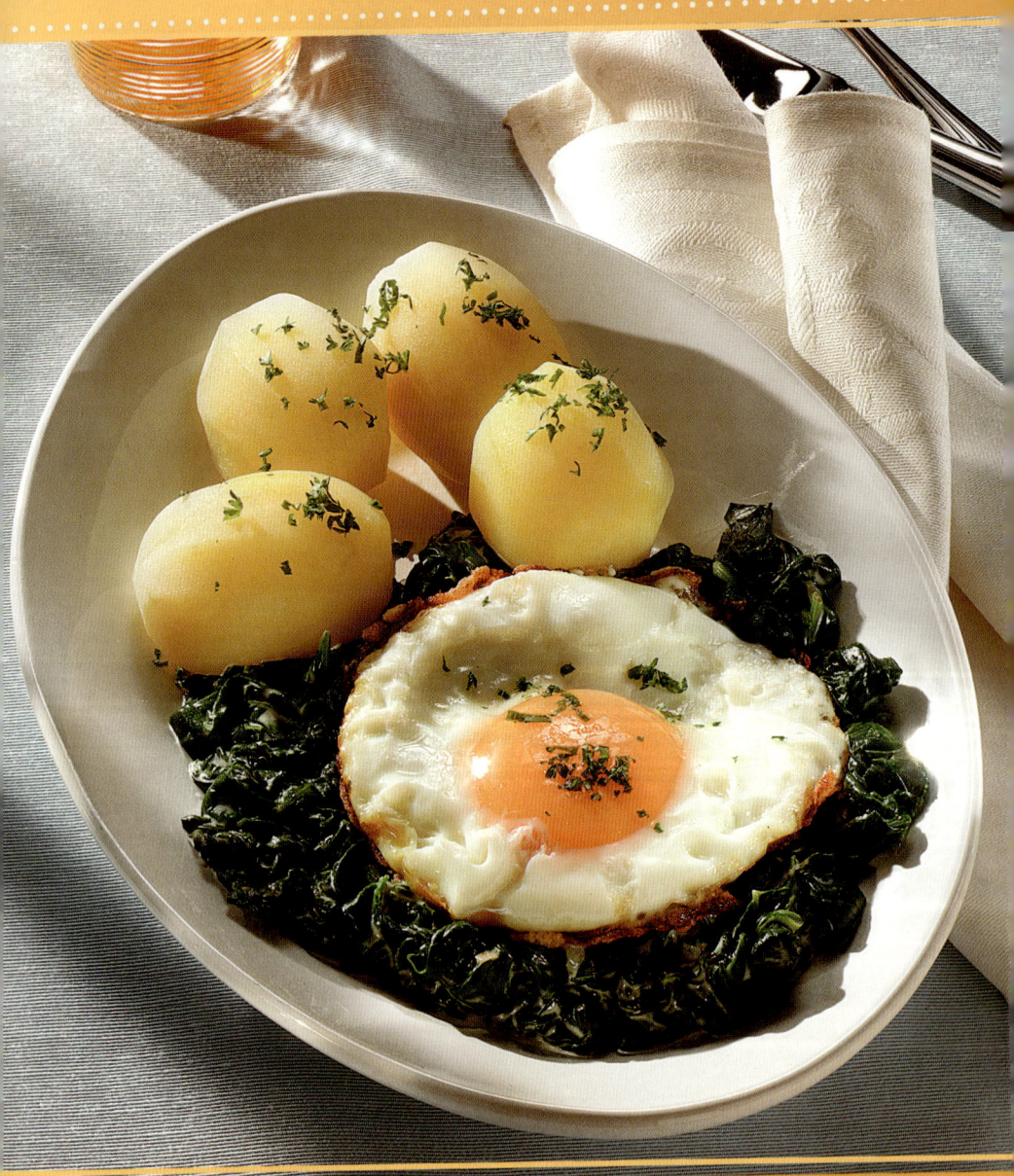

Rahmspinat mit Ei

Die Kartoffeln schälen und in Salzwasser garen. Spinat sorgfältig waschen und verlesen. Zwiebeln schälen und würfeln.

Sonnenblumenöl in einem Topf erhitzen. Zwiebeln dazugeben und glasig dünsten. Den Knoblauch schälen und durch die Knoblauchpresse geben. Zu den Zwiebeln geben und mit anbraten.

Den Spinat dazugeben, salzen und pfeffern. Ca. 15 Minuten bei mittlerer Hitze dünsten. Zum Schluss die Sahne dazugeben und nur noch kurz mit erhitzen.

Margarine in der Pfanne erhitzen. Die Eier in die Pfanne schlagen und knusprig braten. Nach Geschmack würzen. Kartoffeln mit Spinat und Eiern auf Tellern anrichten.

Zubereitungszeit: ca. 30 Minuten
Pro Portion ca. 357 kcal • 16 g E • 12 g F • 48 g KH • 7 g Ballast

Für 4 Personen:

800 g Kartoffeln
Salz
1,2 kg Blattspinat
320 g Zwiebeln
1 1/2 Tl Sonnenblumenöl
Knoblauch
Pfeffer
40 ml Sahne
1 El Margarine
4 Eier

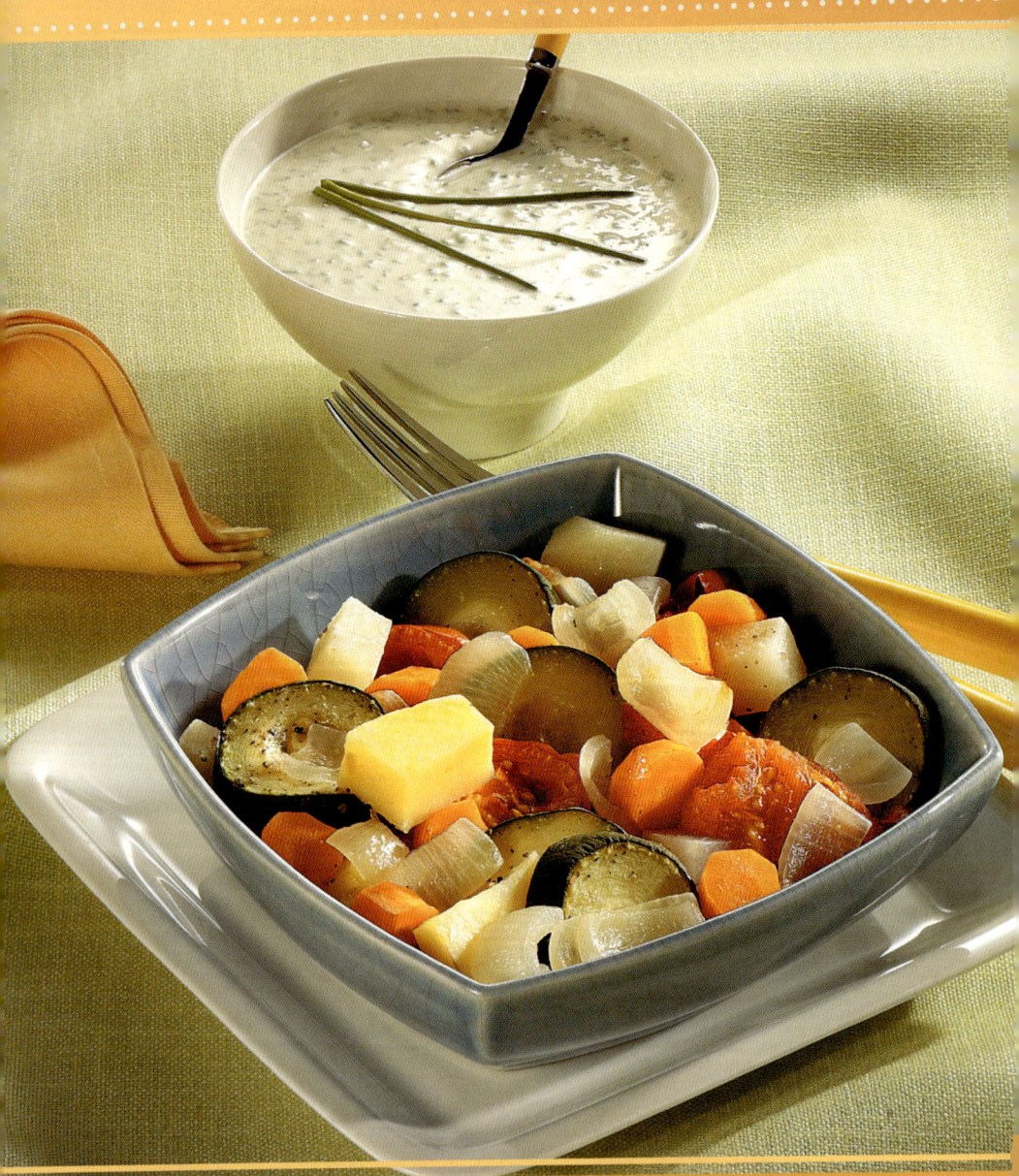

Gemüse mit Zaziki

Karotten und Sellerie schälen und in mundgerechte Stücke schneiden. Zucchini und Tomaten putzen, waschen und in Stücke schneiden.

Kartoffeln und Zwiebeln schälen und ebenfalls in mundgerechte Stücke schneiden.

Das Gemüse in eine Auflaufform mit Deckel geben. Leicht mit Salz und Pfeffer bestreuen und mit dem Sonnenblumenöl dünn besprühen. Die Gemüsebrühe angießen und die Form verschließen. Im Backofen bei ca. 200 °C ca. 30 Minuten garen.

In der Zwischenzeit den Quark mit der Milch glatt rühren. Den Knoblauch schälen und durch die Knoblauchpresse geben.

Alles vermischen und mit Salz und Pfeffer abschmecken. Die Kräuter unterrühren. Das gebackene Gemüse mit dem Zaziki anrichten.

Zubereitungszeit: ca. 50 Minuten
Pro Portion ca. 353 kcal • 23 g E • 5 g F • 46 g KH • 18 g Ballast

Für 4 Personen:

je 400 g Karotten, Knollen-
    sellerie, Zucchini, Tomaten
    und Kartoffeln
120 g Zwiebeln
Salz
Pfeffer
1 El Sonnenblumenöl
500 ml Gemüsebrühe
400 g Magerquark
120 ml Milch
2 Knoblauchzehen
4 El frische Kräuter
    (z. B. Petersilie, Schnittlauch)

Putengeschnetzeltes mit Reis und Gemüse

Für 4 Personen:

1 El Sonnenblumenöl
400 g Putengeschnetzeltes
Salz
Pfeffer
20 ml Sojasauce
200 g Ananasstückchen
400 ml Gemüsebrühe
Curry
40 ml Sahne
800 g Mangold
1 El Butter oder Margarine
80 g Zwiebeln
2 Knoblauchzehen
120 g Reis

Das Sonnenblumenöl in einer Pfanne erhitzen. Die Fleischstückchen dazugeben und anbraten. Mit Salz und Pfeffer würzen, die Sojasauce dazugießen.

Alles ca. 10 Minuten garen lassen. Dann die Ananas dazugeben, mit der Gemüsebrühe ablöschen und mit Curry abschmecken. Zum Schluss die Sahne unterrühren.

Den Mangold (Blätter und Stiele) putzen und waschen. Die Butter in einem Topf erhitzen, die Zwiebeln schälen, würfeln und glasig dünsten. Den Knoblauch durch die Presse geben und mit anbraten.

Den Mangold dazugeben und zugedeckt ca. 15 Minuten dünsten. Mit Salz und Pfeffer abschmecken. Den Reis in Salzwasser garen. Auf einem Sieb abtropfen lassen.

Den Reis auf Tellern anrichten, dazu das Geschnetzelte geben. Das Mangoldgemüse separat servieren.

Zubereitungszeit: ca. 35 Minuten
Pro Portion ca. 366 kcal • 26 g E • 10 g F • 39 g KH • 6 g Ballast

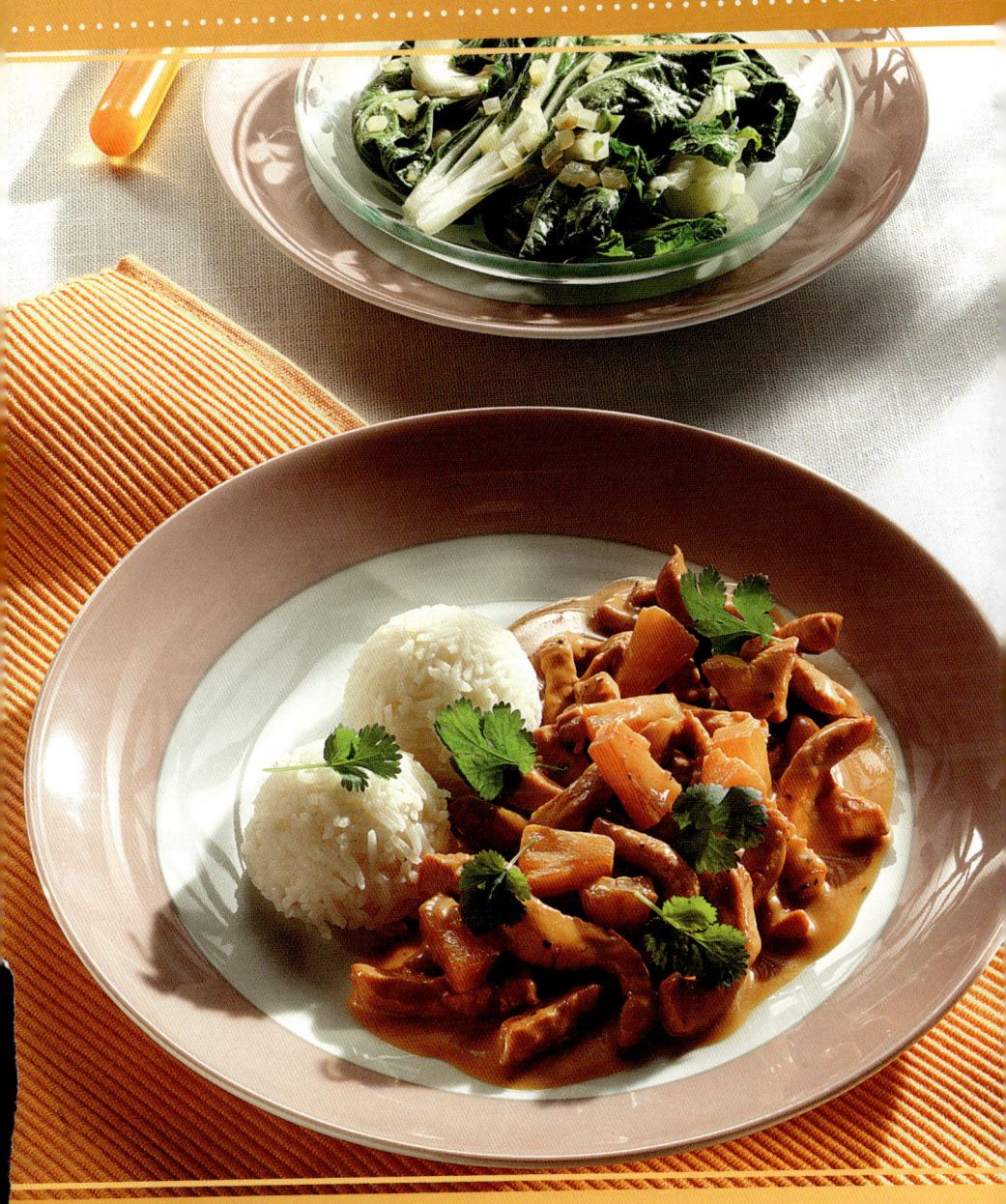

Brokkolitarte mit Pinienkernen und Salat Exotik

Für 4 Personen:

Für die Brokkolitarte:
120 g Weizenvollkornmehl
3 El Butter oder Margarine
40 g Joghurt
Salz
1 Tl Butter für die Form
1 Tl Semmelbrösel
600 g Brokkoli
1 kleine Zwiebel
1 Tl Keimöl
1 El frische Kräuter
    (z. B. Petersilie, Schnittlauch)
400 ml fettarme Milch
1 Ei
Muskat
Pfeffer
200 g Sprossen (z. B. Alfalfa,
    Rettich, Senf oder Mix)
2 Tl Pinienkerne

Für die Brokkolitarte das Weizenvollkornmehl auf eine Arbeitsfläche sieben. Kalte Butter oder Margarine in Flöckchen, kalten Joghurt und das Salz dazugeben. Alles schnell zu einem glatten Teig verkneten. Falls nötig, etwas Wasser zugeben.

Eine Tarte-Form mit Fett dünn einpinseln und mit den Semmelbröseln ausstreuen. Den Teig ausrollen und die Form damit auslegen. Ca. 1/2 Stunde in den Kühlschrank stellen.

Brokkoli putzen, waschen und in kleine Röschen teilen. In kochendem Salzwasser ca. 3 Minuten kochen, dann in einem Sieb abtropfen lassen.

Zwiebel schälen und fein würfeln. Öl in einer beschichteten Pfanne erhitzen, Zwiebeln dazugeben und glasig dünsten. Kräuter waschen und zerkleinern. Zu den Zwiebeln geben.

Milch, Ei und Gewürze mit dem Mixer gut verrühren. Den abgetropften Brokkoli und die Zwiebeln auf den Teig geben. Die Sprossen darauf verteilen. Die Eiermilch darübergießen. Die Tarte mit Pinienkernen bestreuen. Im vorgeheizten Backofen bei 160 °C Umluft ca. 35–40 Minuten backen.

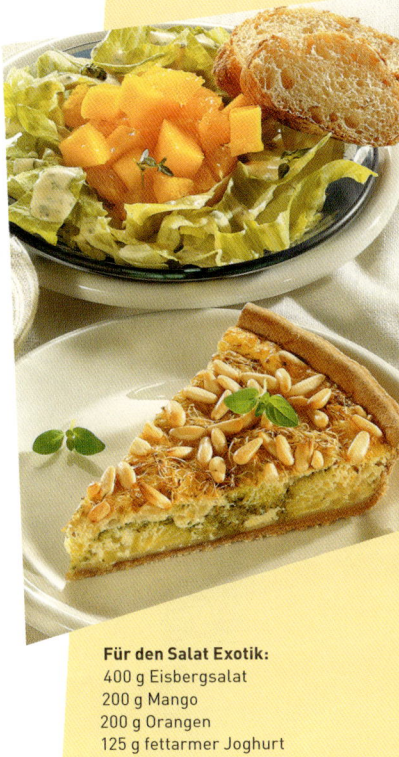

Für den Salat Eisbergsalat waschen und zerpflücken. Mango schälen und in kleine Stücke schneiden. Orange schälen und würfeln. Eisbergsalat auf Salattellern anrichten, in die Mitte die Fruchtstücke geben.

Für die Salatsauce den Joghurt mit der Milch und dem Senf verrühren. Zitronensaft dazugeben und gut verrühren. Mit Gewürzen und Honig abschmecken.

Die Salatsauce über die Salatzutaten geben. Mit frischen Kräutern bestreuen und mit Baguette servieren.

Zubereitungszeit: ca. 90 Minuten
Pro Portion ca. 350 kcal • 17 g E • 10 g F • 43 g KH • 13 g Ballast

Für den Salat Exotik:
400 g Eisbergsalat
200 g Mango
200 g Orangen
125 g fettarmer Joghurt
4 El fettarme Milch
1 El mittelscharfer Senf
2 El Zitronensaft
Salz, Pfeffer
2 El Akazienhonig
3 El frische Kräuter (z. B. Petersilie,
   Thymian, Schnittlauch)
4 Scheiben Vollkornbaguette

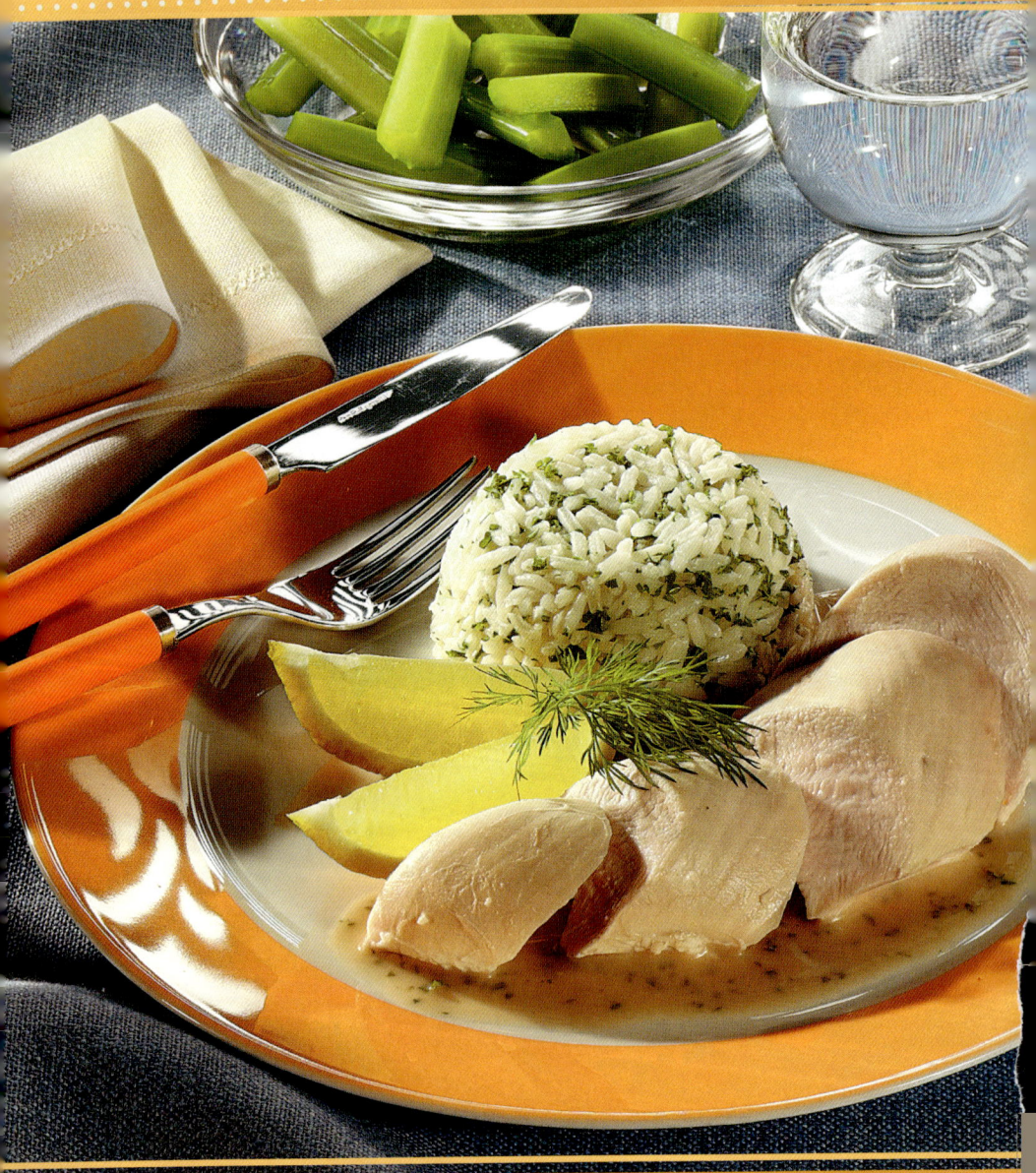

UND SO GEHT'S WEITER

Weiterhin leicht und lecker genießen! Die erste Etappe auf dem Weg zum Wohlfühlgewicht liegt nun hinter Ihnen. Sicher ist auch das eine oder andere Pfündchen gepurzelt und Sie fühlen sich unbeschwerter und frischer. Haben Sie Lust auf mehr bekommen? Dann finden Sie in diesem Kapitel weitere hilfreiche Ratschläge sowie Rezepte, die sich optimal für die Fortsetzung Ihrer Diät eignen. Das erwartet Sie: ein Diät- und Ess-Knigge, ein Baukastensystem für Frühstück, Zwischenmahlzeiten und Abendessen und viele weitere Rezepte für leckere Hauptgerichte.

KLEINER DIÄT- UND ESS-KNIGGE

KLEINE RITUALE UND GUTE PLANUNG

• Essen Sie immer 5 Mahlzeiten am Tag. So haben Sie permanent ein leichtes Sättigungsgefühl und es kommt weniger zu Heißhungerattacken, weil der Blutzuckerspiegel nicht zu stark absinkt. Außerdem sind mehrere und über den Tag verteilte kleinere Portionen bekömmlicher für den Magen.

• Versuchen Sie, feste Essenszeiten einzuhalten. Ihr Körper stellt sich darauf ein und signalisiert Ihnen dann von selbst, wann er Hunger hat und wann nicht. Außerdem umgehen Sie so besser die kleinen Naschereien zwischendurch.

• Essen Sie möglichst nie in Hetze und konzentrieren Sie sich auf Ihre Mahlzeit. Nebenher fernsehen oder lesen lenkt vom Essen ab. Man nimmt die Mahlzeit nicht bewusst war und hat schneller wieder ein Hungergefühl.

• Essen Sie langsam und kauen Sie jeden Bissen gut durch.

• Vorsicht vor alkoholischen Getränken. Sie regen den Appetit an und liefern außerdem sehr viele Kalorien.

• Gehen Sie nie mit hungrigem Magen einkaufen. Das verführt zu (meist kalorienreichen) Spontankäufen.

• Kaufen Sie immer nur das, was auf Ihrem Einkaufszettel steht.

TIPPS FÜRS ESSEN AUSSER HAUS

• Gehen Sie nie mit knurrendem Magen in ein Restaurant. Wer kann dann schon einer reichhaltigen Speisekarte oder der großen Auswahl am kalten oder warmen Buffet widerstehen? Trinken Sie am besten gut 30 Minuten vor dem Restaurantbesuch ein Glas stilles Mineralwasser, das sorgt für ein leichtes Sättigungsgefühl.

• Meiden Sie alkoholhaltige Aperitifs. Sie steigern den Appetit und liefern zudem noch Kalorien.

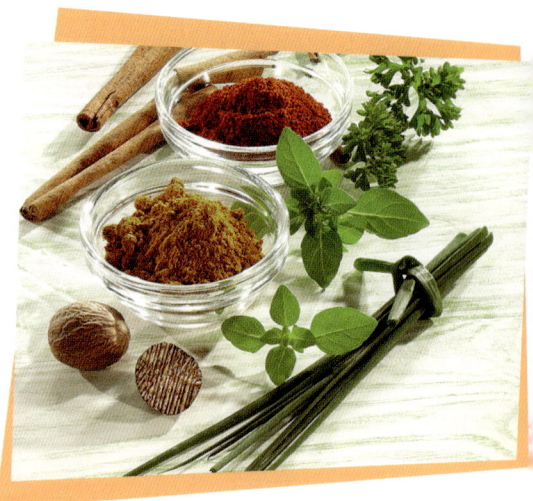

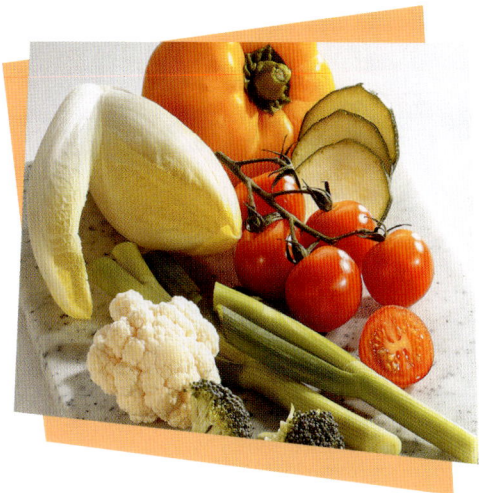

• Meiden Sie fette Fleischgerichte, wie z.B. Lamm-braten, Schweinekrustenbraten, Schweinebauch, Gyros und Ente mit Haut. Bevorzugen Sie natur-gebratenes oder gegrilltes Fleisch. Ebenso sollten Sie auf alles Frittierte und üppig mit Käse Über-backene verzichten, denn beides sind absolute Fettfallen.

• Salzkartoffeln und Reis als Beilage haben deut-lich weniger Kalorien als Pommes frites, Kroket-ten oder Bratkartoffeln.

• Als Dessert empfehlen sich Obstsalat, Sorbets und Desserts mit Quark, Joghurt oder Butter-milch. Auf Fettbomben, wie z.B. Tiramisu, Mousse au chocolat, Eiscreme und Crème brûlée, sollten Sie verzichten.

SO VERMEIDEN SIE FETTFALLEN

In der Regel ist der hohe Fettgehalt von Lebens-mitteln und Speisen der Grund für ihren hohen Kaloriengehalt. Hier ein paar Tricks, wie Sie ohne großen Aufwand Fett einsparen können:

• Wenn es ein Lebensmittel in mehreren Fettstufen gibt (z.B. Käse, Wurst, Milch und Milchprodukte),

dann wählen Sie möglichst immer die Variante mit dem niedrigeren Fettgehalt.

• Verwenden Sie für Salatsaucen möglichst keine Mayonnaise. Besser sind Dressings mit saurer Sahne oder Joghurt. Wenn Sie lieber eine Vinai-grette aus Essig und Öl zubereiten möchten, ver-wenden Sie etwas weniger Öl als angegeben und geben stattdessen etwas kaltes Wasser hinzu.

• Vermeiden Sie möglichst Fettgebackenes, wie Pommes frites, Pfannkuchen, Puffer und Ähn-liches. Wenn Sie aber doch mal die Lust danach packt, dann lassen Sie das Gebratene immer auf Küchenkrepp abtropfen, bevor Sie es servieren. Außerdem sollte das Bratfett immer recht heiß sein, dann wird es nicht so stark vom Bratgut auf-gesaugt.

• Paniertes sollte möglichst selten auf Ihrem Spei-sezettel stehen. Versuchen Sie hier, geschmacklich umzudenken: Es reicht völlig aus, Fleisch und Fisch mit Salz, Pfeffer und Kräutern zu würzen, anstatt mit einer Panade zu umhüllen und ihm so den Eigengeschmack zu nehmen.

• Verwenden Sie zum Braten möglichst beschich-tete Pfannen (auch sie bräunen das Gargut!), dann benötigen Sie weniger Bratfett.

• Zum Braten von Fleisch, Fisch und Gemüse emp-fehlen wir eine Grillpfanne mit geripptem Boden. Das Bratgut liegt so nicht direkt im Fett, bekommt aber ausreichend Hitze, bräunt schön und erhält ein feines Röstaroma – wie vom Grill.

• Dünsten Sie Gemüse in möglichst wenig Fett und bei milder Hitze. So sparen Sie nicht nur Kalorien, gleichzeitig bleiben die Vitamine und Mineralstoffe im Gemüse besser erhalten. Alternativ können Sie das Gemüse auch in wenig Öl im Wok pfannen-rühren. Es bleibt dabei schön knackig und ist sehr fettarm.

• Verwenden Sie zum Frühstück statt Butter ein-mal Magerquark oder einen leichten Frischkäse. Das spart reichlich Fett.

FRÜHSTÜCK

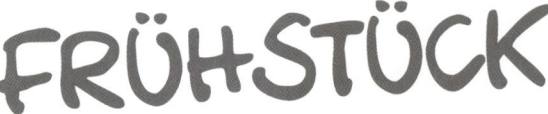

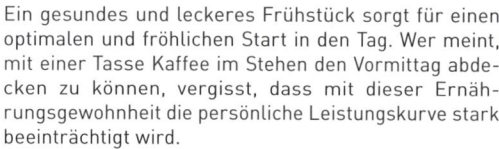

Ein gesundes und leckeres Frühstück sorgt für einen optimalen und fröhlichen Start in den Tag. Wer meint, mit einer Tasse Kaffee im Stehen den Vormittag abdecken zu können, vergisst, dass mit dieser Ernährungsgewohnheit die persönliche Leistungskurve stark beeinträchtigt wird.

Der Körper muss an frühstücksfreien Tagen viel mehr Aufwand betreiben, um ein Höchstmaß an Produktivität zu erreichen.

Aus ernährungswissenschaftlicher Sicht sollte der Organismus bereits am Morgen ca. 25 % der Tageskalorien bekommen. Bei einer 1200-Kalorien-Diät entspricht das einer Menge von 300 kcal, bei 1500 kcal sind es 375 kcal.

Die hier gezeigte Frühstücksauswahl zeigt, dass sowohl ein einfaches Frühstück als auch ein opulentes Sonntagsfrühstück umgesetzt werden kann. Wie das geht? Wählen Sie aus den drei auf Seite 47 aufgeführten Kästen jeweils ein Lebensmittel und kombinieren Sie dieses mit jeweils einem anderen Lebensmittel der anderen Kästen.

Beispiele für Frühstücks-Kombinationen
• Hier haben Sie im 1. Baustein die Wahl zwischen Brötchen, Brot, Toast, Haferflocken, Müsli oder Cornflakes.
• Aus dem 2. Baustein können Sie Folgendes dazuwählen: Wurst, Schinken oder Käse (z.B. als Brotbelag) oder Milch, Joghurt, Quark (z.B. zu Haferflocken, Müsli oder Cornflakes).
• Im 3. Baustein können Sie dann unter anderem wählen zwischen Honig und Marmelade (z.B. als Brotbelag), Obst oder Trockenfrüchten (z.B. fürs Müsli) oder Gemüse (z.B. als Ergänzung zu einem herzhaft belegten Brot).

Beim Frühstück wird bereits festgelegt, wie sich Ihre Leistungskurve über den Tag hinweg verhält. Untersuchungen haben gezeigt, dass Menschen, die nicht frühstücken, im Vergleich zu frühstückenden Menschen eine wesentlich niedrigere Leistung aufweisen und auch von mehr Heißhungerattacken geplagt werden.

Sind Sie ein Morgenmuffel? Gehören Sie zu den Leuten, die morgens nicht aus dem Bett kommen, meist übel gelaunt, antriebslos und träge den Tag beginnen? Ihnen kann geholfen werden! Nehmen Sie sich Zeit für ein gesundes und abwechslungsreiches Frühstück, trinken Sie in Ruhe eine Tasse Kaffee oder Tee und genießen Sie die Ruhe des Morgens. Öffnen Sie das Fenster und atmen Sie die frische Luft tief ein. Wiederholen Sie dies ca. zehnmal. Sie werden merken, dass der Tag gleich viel leichter beginnt. Yoga- oder Konzentrationsübungen helfen Ihnen außerdem, den Tag entspannt und bewusst zu beginnen und nicht schon am Morgen in Stress und Hektik zu verfallen.

Vorschläge für 1 Portion:

1. Baustein:
1 1/2 Roggenbrötchen (ca. 65 g)
1 1/2 Scheiben Roggenbrot (ca. 65 g)
1 1/2 Scheiben Vollkornbrot (ca. 65 g)
1 1/2 Scheiben Grahambrot (ca. 70 g)
1 1/2 Scheiben Mischbrot (ca. 65 g)
4 1/2 Scheiben Knäckebrot (ca. 45 g)
2 Scheiben Vollkorntoast (ca. 65 g)
4 El Haferflocken (40 g)
35 g Müslimischung, trocken
30 g Cornflakes

2. Baustein:
35 g Schnittkäse (bis 30 %)
45 g Weichkäse (bis 30 %)
50 g körniger Frischkäse
1 Ei
50 g Geflügelwurst (Diätwurst)
30 g Schinken ohne Fettrand
200 ml Milch (1,5 %)
200 g Joghurt (1,5 %)
4 El Speisequark (10 %)
250 ml Buttermilch
70 g Lachsschinken, gekochter Schinken, Corned beef
35 g Schinkenwurst, Bierwurst

3. Baustein:
300 g Tomaten oder Paprika
400 g Gurke (Gemüse- oder Salatgurke)
4 Tl Kakaopulver (20 g)
2 Tl Honig oder Marmelade (20 g)
300 ml Tomaten- oder Gemüsesaft
125 ml Orangen- oder Apfelsaft
25 g getrocknete Pflaumen, Pfirsiche, Feigen
1 El Rosinen (20 g)
150 g Obst (Kiwi, Pfirsich, Wassermelone, Apfel, Birne, Orange, Grapefruit etc.)
200 g Beeren (Himbeeren, Erdbeeren, Johannisbeeren)

Getränke:
Wasser, Tee, Kaffee (natürlich ohne Milch und Zucker) so viel Sie wollen

ZWISCHEN-MAHLZEIT

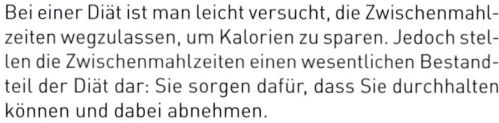

Bei einer Diät ist man leicht versucht, die Zwischenmahlzeiten wegzulassen, um Kalorien zu sparen. Jedoch stellen die Zwischenmahlzeiten einen wesentlichen Bestandteil der Diät dar: Sie sorgen dafür, dass Sie durchhalten können und dabei abnehmen.

Zwischenmahlzeiten verhindern nämlich, dass Sie im Laufe des Tages Heißhunger entwickeln und sich ungeniert auf die nächste Mahlzeit stürzen. Lassen Sie deshalb die kleinen Snacks nicht aus und vergessen Sie sie vor allem nicht, wenn Sie unterwegs sind. Denn ist der Hunger einmal da, ist es ein Leichtes, Sie mit fettigen Angeboten aus der Imbissbude oder mit anderen kalorienreichen Snacks zu verführen. Ein abgepackter Fruchtsaft oder ein Stückchen Käse mit Vollkornbrot können solche Zwischenfälle verhindern.

Sie können selbst entscheiden, wann Sie eine Zwischenmahlzeit zu sich nehmen wollen. In jedem Fall sollten Sie zwei Zwischenmahlzeiten pro Tag einplanen. Außerdem sollten Sie darauf achten, dass zwischen zwei Hauptmahlzeiten immer eine Zwischenmahlzeit liegt! Wählen Sie aus jedem Baustein ein Lebensmittel aus, z.B. 300 g Tomaten + 175 ml Buttermilch oder 1/2 Scheibe Roggenbrot + 30 g Weichkäse.

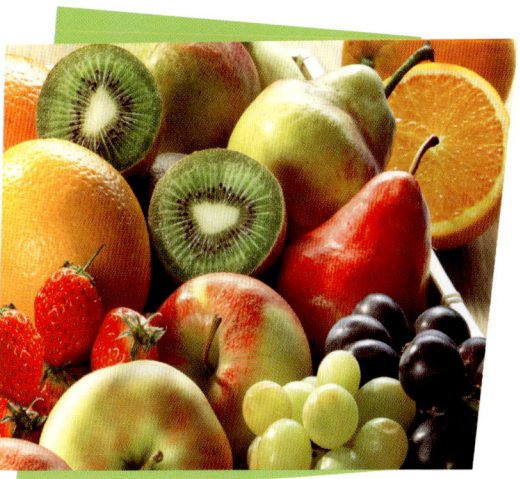

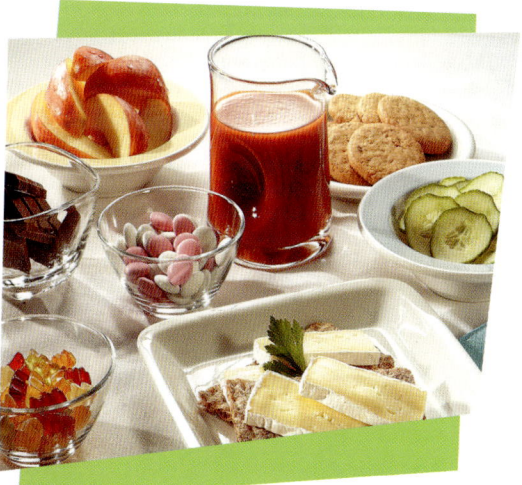

Vorschläge für 1 Portion:

1. Baustein:

300 g Tomaten, Paprika
400 g Gurke (Gemüse- oder Salatgurke)
300 ml Tomatensaft, Gemüsesaft
150 g Obst (Kiwi, Wassermelone,
    Orange, Pfirsich, Nektarine,
    Aprikose, Grapefruit etc.)
200 g Himbeeren, Erdbeeren,
    Johannisbeeren
2 Scheiben Knäckebrot (ca. 20 g)
1/2 Scheibe Roggenbrot,
    Roggenbrötchen (ca. 25 g)
4 TL Kakaopulver (20 g)
2 TL Honig (20 g)
2 TL Marmelade (20 g)
2 Stck. Schokolade (12 g)
10 Schokolinsen (15 g)
8 Gummibärchen (16 g)
3 Bonbons (15 g)
2 Vollkornkekse (10 g)

2. Baustein:

25 g Schnittkäse (bis 30 %)
30 g Weichkäse (Camembert,
    Schmelzkäse etc., bis 30 %)
20 g Doppelrahmfrischkäse (60 %)
150 ml Milch (1,5 %)
150 g Joghurt (1,5 %)
100 g Magermilchjoghurt mit Früchten
175 ml Buttermilch
85 g Magerquark

Getränke:

Kaffee und Tee

ABENDESSEN

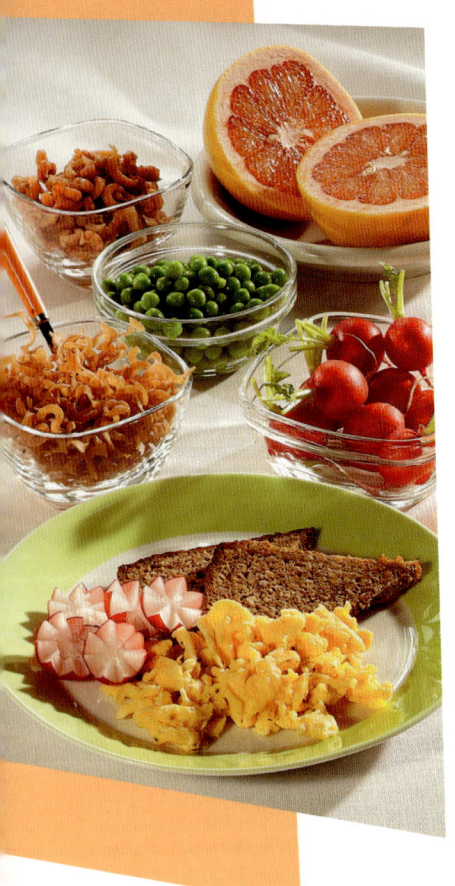

Das Abendessen gehört zu den wichtigsten Mahlzeiten des Tages. Wer darauf verzichtet, dem entgehen nicht nur wichtige Nährstoffe, sondern auch wertvolle Momente der Ruhe und Entspannung am Ende eines anstrengenden Tages. Hartnäckig hält sich das Gerücht, abends nichts essen zu dürfen, um so das Kalorienkonto zu reduzieren. Manche meinen also, gegen 17 Uhr die letzte Mahlzeit zu sich nehmen zu müssen. Das stimmt so nicht!

Der Körper braucht die regelmäßige Nahrungszufuhr. Wer regelmäßig isst, d. h. alle 2 bis 3 Stunden eine Mahlzeit zu sich nimmt, der darf auch abends noch zugreifen. Wer Fette, Eiweiße und Kohlenhydrate in der richtigen Menge kombiniert, der muss keine Angst vor unerwünschter Gewichtszunahme haben.

Entscheiden Sie sich ganz spontan, worauf Sie Appetit haben. Je nachdem, wie viel Zeit Ihnen zur Verfügung steht, wählen Sie zwischen kalter und warmer Mahlzeit. Ganz wichtig, vor allem für Berufstätige: Sie können das Abendbrot mit der warmen (Haupt-)Mahlzeit tauschen! So bleiben Sie auf jeden Fall flexibel, und die Diät behindert Sie nicht in Ihrem Lebens- und Arbeitsrhythmus. Sitzen Sie also den ganzen Tag im Büro oder sind Sie tagsüber vollkommen eingespannt, bietet es sich an, unsere Abendbrotvorschläge als Snack am Mittag zu verstehen und die warmen Mahlzeiten auf den Abend zu verlegen.

Beispiele fürs Abendessen

Mithilfe des Bausteinsystems können Sie eine Vielzahl an Kombinationen wählen, z. B. folgende:
• Brotmahlzeit aus 1 1/2 Scheiben Brot, 1 Tl Butter oder Margarine und 35 g fettarmer Wurst, dazu 100 g Obst
• 250 g Blattsalat mit 60 g Lachsschinken und einer Vinaigrette aus 1 Tl Öl und etwas Essig, dazu 1 Roggenbrötchen
• Nudelsalat aus 45 g Nudeln (Rohgewicht), 30 g Bierwurst, 50 g Mais und Erbsen und einem Dressing aus 2 El saurer Sahne und etwas Zitronensaft

Innerhalb eines Bausteins müssen Sie sich nicht zwingend für nur 1 Zutat entscheiden. Sie können auch 2 Zutaten wählen, müssen dann aber darauf achten, dass Sie von jeder Zutat nur z.B. die Hälfte der angegebenen Menge nehmen, z.B. im 1. Baustein 1 Roggenbrötchen und 1/2 Scheibe Mischbrot und im 2. Baustein 25 g körnigen Frischkäse und 25 g Geflügelwurst.

Für Eilige und alle die, die in der Küche gerne effizient und praktisch vorgehen, bietet sich das Baukastensystem auch als raffinierte Resteverwertung vom Mittag an. Normalerweise sind die Portionen so genau abgemessen, dass nichts übrig bleibt. Ohne Probleme können Sie aber jeweils etwas mehr kochen und somit schnell und unkompliziert aus dem Zuviel vom Mittagessen für das Abendessen einige pfiffige Rezepte ableiten. Zu viel Putenfleisch zum Beispiel lässt sich gut zu grünem Salat mit gebratenen Putenstreifen weiterverarbeiten. Auch in einem feinen Reissalat schmecken Putenstreifen sehr gut. Gegartes Gemüse lässt sich mit frischem Gemüse zusammen in einer chinesischen Gemüsepfanne verarbeiten. Und Kartoffeln, Nudeln und Reis sind ideale Zutaten für Salate, Aufläufe oder auch Suppen.

Vorschläge für 1 Portion:

1. Baustein:
1 1/2 Scheiben Vollkornbrot (ca. 65 g)
45 g Reis oder Naturreis (Rohgewicht)
45 g Vollkornnudeln (Rohgewicht)
45 g Getreide
200 g Kartoffeln

2. Baustein:
35 g fettarme Wurst (Geflügelwurst/Diätwurst)
60 g Tatar, Lachsschinken
50 g Kasseler Schinken/Corned beef
30 g Schinkenwurst, Bierwurst
30 g Schnittkäse (bis 30 %)
35 g Weichkäse (Camembert, Schmelzkäse etc., bis 45 %)
50 g Harzer Käse
100 g Magerquark
150 g Joghurt (1,5 %)
1 Ei
50 g magerer Räucherfisch
85 g Krabben
1 Wiener Würstchen (ca. 35 g)

3. Baustein:
100 g Obst (Kiwi, Orange, Wassermelone, Pfirsich, Grapefruit, Mandarine, Apfel etc.)
20 g grüne Oliven
50 g Mais, grüne Erbsen (frisch)
125 g Gemüse
200 g Mangold, Chicorée, Chinakohl, Salatgurke, Radieschen, Rettich, Spinat
250 g Kopfsalat, Feldsalat, Endiviensalat etc.

4. Baustein:
1 Tl Butter, Margarine, Öl (5 g)
2 El Sauerrahm (10 %)
1 El Sahne (15 g)
100 g Joghurt (1,5 %)
1 El Schmand (1,5 %)

Getränke:
Wasser, Kaffee, Tee (evtl. mit Süßstoff und etwas Milch)

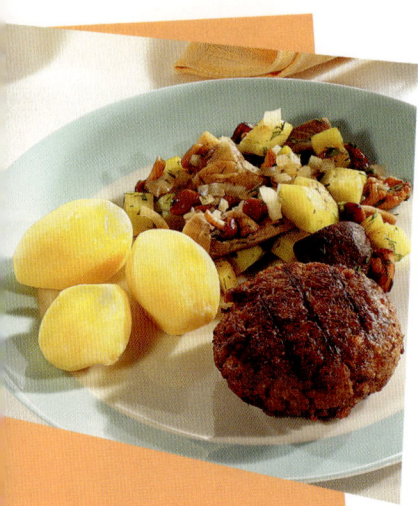

Schmorgurken mit Frikadelle

Zwiebeln schälen und sehr fein hacken. Die Hälfte davon mit dem Hackfleisch vermischen. Quark, Ei, Salz, Pfeffer und Semmelbrösel zugeben. Alles gut vermischen. Aus dem Teig Frikadellen formen. Mit etwas Sonnenblumenöl bestreichen und auf dem Grillrost von beiden Seiten grillen. Kartoffeln waschen und mit der Schale (ohne Salz) in Wasser garen.

Schmorgurken schälen, die Kerne herauslösen und die Gurken in Stücke schneiden. Pilze putzen und klein schneiden. Das restliche Sonnenblumenöl in einem Topf erhitzen, die restlichen Zwiebeln dazugeben und glasig dünsten. Die Pilze zugeben und kurz anbraten. Dann die Gurken zugeben und anbraten. Mit Salz und Pfeffer würzen.

Zugedeckt ca. 10 Minuten schmoren lassen. Vor dem Servieren nach Geschmack mit Kräutern bestreuen. Frikadellen mit den gepellten Kartoffeln und dem Gemüse auf einem Teller anrichten.

Zubereitungszeit: ca. 35 Minuten
Pro Portion ca. 352 kcal • 17 g E • 11 g F • 36 g KH • 8 g Ballast

Für 4 Personen:

120 g Zwiebeln
160 g Rinderhackfleisch
60 g Magerquark
1 Ei
Salz
Pfeffer
6 Tl Semmelbrösel
2 Tl Sonnenblumenöl
600 g Kartoffeln
1 kg Schmorgurken
200 g Mischpilze
(ersatzweise Austernpilze oder
Pfifferlinge)
frische Petersilie, Schnittlauch
und Dill nach Geschmack

Tafelspitz

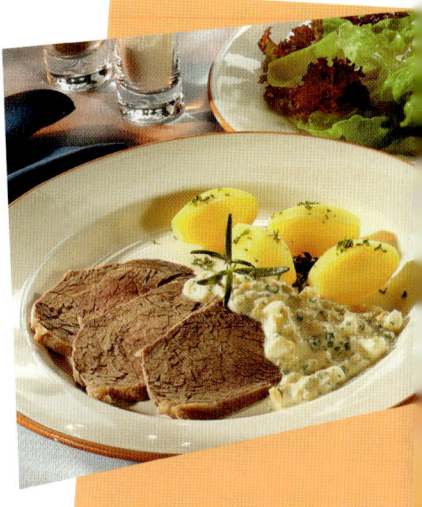

Rindfleisch mit Lorbeerblättern, Salz und Pfeffer im Schnellkochtopf ca. 10 Minuten kochen. Karotten und Sellerie putzen, schälen, waschen und in mundgerechte Stücke schneiden. Porree putzen, waschen und in 1 cm lange Streifen schneiden.

Das Gemüse zu dem Fleisch geben und alles ca. weitere 15 Minuten garen. In der Zwischenzeit die Kartoffeln schälen und in Wasser (ohne Salz) kochen.

Die Eier hart kochen, pellen und fein würfeln. Die Gewürzgurken fein würfeln. Sauerrahm und Joghurt vermischen. Mit Salz und Pfeffer abschmecken. Eier und Gewürzgurken unterrühren und noch einmal abschmecken. Zum Schluss die gehackten Kräuter untermischen.

Die Blattsalate waschen, zerpflücken, auf einem Salatteller anrichten und mit der Vinaigrette beträufeln. Kartoffeln mit Petersilie bestreuen, Rindfleisch dazugeben und mit der Remoulade anrichten. Die Fleischbrühe als Vorspeise servieren.

Zubereitungszeit: ca. 40 Minuten
Pro Portion ca. 359 kcal • 31 g E • 9 g F • 32 g KH • 9 g Ballast

Für 4 Personen:

400 g Tafelspitz, mager
4 Lorbeerblätter
Salz
Pfeffer
320 g Karotten
100 g Sellerie
100 g Porree
500 g Kartoffeln
2 Eier
120 g Gewürzgurken
40 ml Sauerrahm (10 %)
200 g Joghurt
Petersilie, Schnittlauch
400 g Blattsalate, gemischt
      (z. B. Chicorée, Eichblatt,
      Lollo Rosso, Kopfsalat)
8 El Vinaigrette (FP)

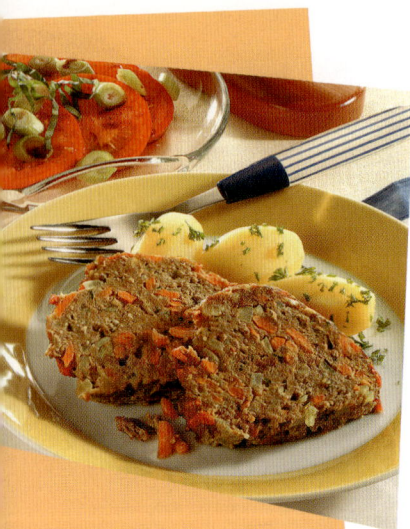

Hackbraten mit Kartoffeln und Tomatensalat

Das Brötchen in warmem Wasser einweichen. Anschließend gut ausdrücken. Zwiebeln schälen und fein würfeln. Karotten schälen und fein raspeln.

Das Hackfleisch mit dem gewürfelten Gemüse, Eiern und dem Brötchen vermischen. Mit Kräutern, Knoblauch, Salz, Pfeffer und Paprika kräftig abschmecken. Den Fleischteig zu einem Laib formen und in eine Auflaufform füllen. Im Backofen bei 180 °C ca. 50 Minuten backen.

Kartoffeln waschen, schälen und in Wasser (ohne Salz) kochen. Tomaten waschen und in dünne Scheiben schneiden. Frühlingszwiebeln waschen und in feine Ringe schneiden.

Tomaten fächerförmig auf einem Salatteller anrichten und leicht mit Salz und Pfeffer bestreuen. Die Frühlingszwiebeln darübergeben. Mit Balsamico beträufeln und mit Olivenöl besprühen. Mit Basilikum garnieren. Die Kartoffeln zum Hackbraten reichen.

Zubereitungszeit: ca. 60 Minuten
Pro Portion aca. 358 kcal • 24 g E • 9 g F • 40 g KH • 10 g Ballast

Für 4 Personen:

1 altbackenes Brötchen
320 g Zwiebeln
200 g Karotten
300 g Tatar
2 Eier
frische Kräuter
Knoblauchpulver
Salz
Pfeffer
Paprikapulver
500 g Kartoffeln
400 g Tomaten
120 g Frühlingszwiebeln
Balsamico-Essig
        nach Geschmack
1 El Olivenöl
frisches Basilikum

Elsässer Fleisch-Gemüse-Topf

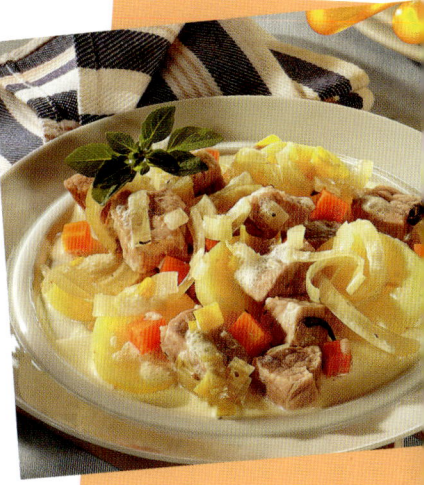

Das Fleisch waschen und in mundgerechte Stücke schneiden. Karotten waschen, schälen und in Würfel schneiden.

Porree waschen, putzen, halbieren und in kleine Stücke schneiden. Das Fleisch mit dem Gemüse in eine Schüssel geben und mit dem Wein bedecken. Die Zutaten sollten knapp bedeckt sein. Wenn nötig, noch Gemüsebrühe nachgießen.

Gepressten Knoblauch dazugeben und das Ganze zugedeckt ziehen lassen (mind. 1 Stunde, am besten über Nacht).

Die Zwiebeln schälen und in halbe Ringe schneiden. Die Kartoffeln waschen, schälen und in Scheiben schneiden.

In einen gewässerten Römertopf lagenweise Fleisch mit Zwiebeln, Gemüse und Kartoffeln geben. Das Ganze mit der Marinade begießen, evtl. noch etwas Gemüsebrühe hinzufügen, bis alles knapp bedeckt ist.

Den Fleischtopf mit Salz, Pfeffer und Kräutern würzen und mit dem Deckel verschließen. Im vorgeheizten Backofen bei 160 °C ca. 60 Minuten garen. Wenn das Fleisch gar ist, den Fleischtopf noch einmal kräftig abschmecken und den Sauerrahm dazugeben. Im Topf servieren.

Zubereitungszeit: ca. 80 Minuten (plus Zeit zum Ziehen)
Pro Portion ca. 366 kcal • 22 g E • 6 g F • 37 g KH • 10 g Ballast

Für 4 Personen:

320 g Schweinefleisch, mager
280 g Karotten
200 g Porree
400 ml Weißwein
Gemüsebrühe
2 Knoblauchzehen
320 g Zwiebeln
600 g Kartoffeln
Salz
Pfeffer
Thymian, Oregano, Bohnenkraut
    nach Geschmack
8 El Sauerrahm

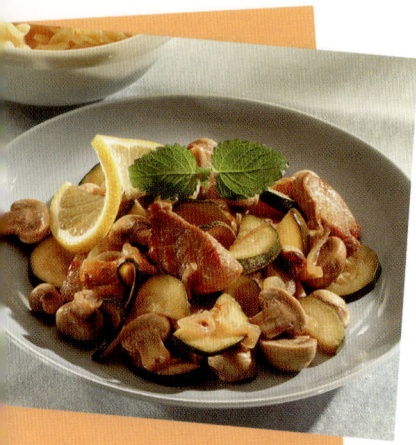

Zucchini-Pilz-Pfanne mit Nudeln

Schweinefilet in Stücke schneiden, mit Salz und Pfeffer würzen. Zwiebeln schälen und in Ringe schneiden.

Öl in einer Pfanne erhitzen, die Zwiebeln darin anbraten, die Fleischstückchen zugeben und mit anbraten.

Pilze putzen, waschen und falls nötig halbieren. Zu dem Fleisch geben und mitbraten. Zucchini waschen, halbieren und in Scheiben schneiden. Zu den Pilzen geben. Mit Salz und Pfeffer würzen.

Den Zitronensaft hinzufügen und alles ca. 15 Minuten bei mittlerer Hitze garen lassen. Inzwischen die Nudeln in Salzwasser garen. Die Zucchini-Pilz-Pfanne mit den Zitronenscheiben und der Melisse garnieren. Zu den Nudeln reichen.

Zubereitungszeit: ca. 35 Minuten
Pro Portion ca. 356 kcal • 31 g E • 9 g F • 38 g KH • 6 g Ballast

Für 4 Personen:

400 g Schweinefilet, mager
Salz
Pfeffer
160 g Zwiebeln
3 Tl Sonnenblumenöl
400 g Champignons
400 g Zucchini
60 ml Zitronensaft
160 g Nudeln
Zitronenscheiben und Zitronen-
    melisse zum Garnieren

Gefüllte Tomaten mit Pfefferminzreis

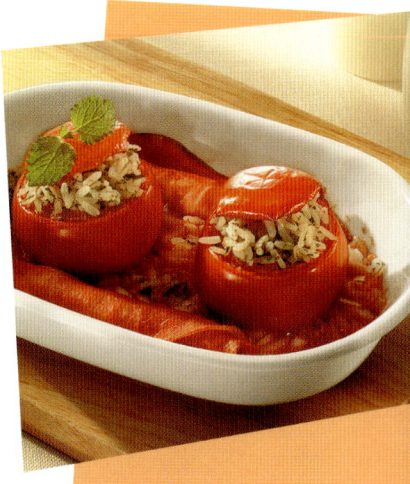

Den Reis in Salzwasser zum Kochen bringen. Die Hälfte des Zitronensafts dazugeben. Nach dem Garen den Reis in einem Sieb abtropfen lassen. Die Minze klein schneiden und zusammen mit dem Koriander unter den Reis mischen. Nach Geschmack noch etwas Zitronensaft hinzufügen.

Tomaten waschen, einen Deckel abschneiden und vorsichtig das Fruchtfleisch herausheben. Die Reismischung in die Tomaten geben, den Deckel aufsetzen. Zwiebeln schälen und fein hacken.

Eine Auflaufform mit Olivenöl aussprühen. Die Tomaten hineinsetzen. Das herausgehobene Fruchtfleisch salzen, pfeffern, mit durchgepresstem Knoblauch und Zwiebelwürfeln vermischen. In die Auflaufform geben. Die Schinkenscheiben rollen und dazugeben. Das Ganze ca. 30 Minuten bei 180 °C backen. Mit Minzeblättchen garnieren.

Zubereitungszeit: ca. 50 Minuten
Pro Portion ca. 361 kcal • 21 g E • 11 g F • 41 g KH • 7 g Ballast

Für 4 Personen:

160 g Reis
Salz
Pfeffer
40 ml Zitronensaft
100 g Pfefferminzblättchen
Koriander, gemahlen
800 g Tomaten
120 g Zwiebeln
1 1/2 Tl Olivenöl
2 Knoblauchzehen
280 g gekochter Schinken

Putenröllchen orientalisch

Für 4 Personen:

360 g Putenschnitzel,
    dünn geschnitten
1 El Sojasauce
80 g Mungobohnen-Sprossen
120 g Banane
Salz
Pfeffer
Curry
1 El Sonnenblumenöl
400 ml Hühnerbrühe
40 g Vollkornmehl
120 g Orangensaft
100 g Reis
600 g Weißkohl
200 g Ananasstücke
8 El Joghurt-Vinaigrette (FP)

Die Putenschnitzel flach klopfen. Mit der Sojasauce beträufeln und ziehen lassen. Die Sprossen waschen und in einem Sieb abtropfen lassen. Die Banane schälen und in Würfel schneiden. Mit den Sprossen vermischen, mit Sojasauce, Salz, Pfeffer und Curry würzen.

Putenschnitzel mit Küchenpapier abtupfen und mit der Füllung bestreichen. Zu Rouladen aufrollen und mit Küchengarn oder Rouladenklammern fixieren.

Sonnenblumenöl in einer beschichteten Pfanne erhitzen und die Rouladen hineingeben. Rundum kräftig anbraten. Dann mit der Hühnerbrühe ablöschen. Zugedeckt ca. 20 Minuten garen.

Kurz vor Ende der Garzeit das Mehl über die Sauce sieben und kräftig verrühren. Wenn die Sauce dicklich wird, mit dem Orangensaft abschmecken. Den Reis in Salzwasser garen.

Den Weißkohl waschen und in sehr feine Streifen hobeln. Mit den Ananasstückchen und der Joghurt-Vinaigrette vermischen und kurz ziehen lassen. Den Reis in einem Sieb abtropfen lassen. Zu den Putenröllchen und der Sauce reichen.

Zubereitungszeit: ca. 40 Minuten
Pro Portion ca. 363 kcal • 28 g E • 5 g F • 49 g KH • 7 g Ballast

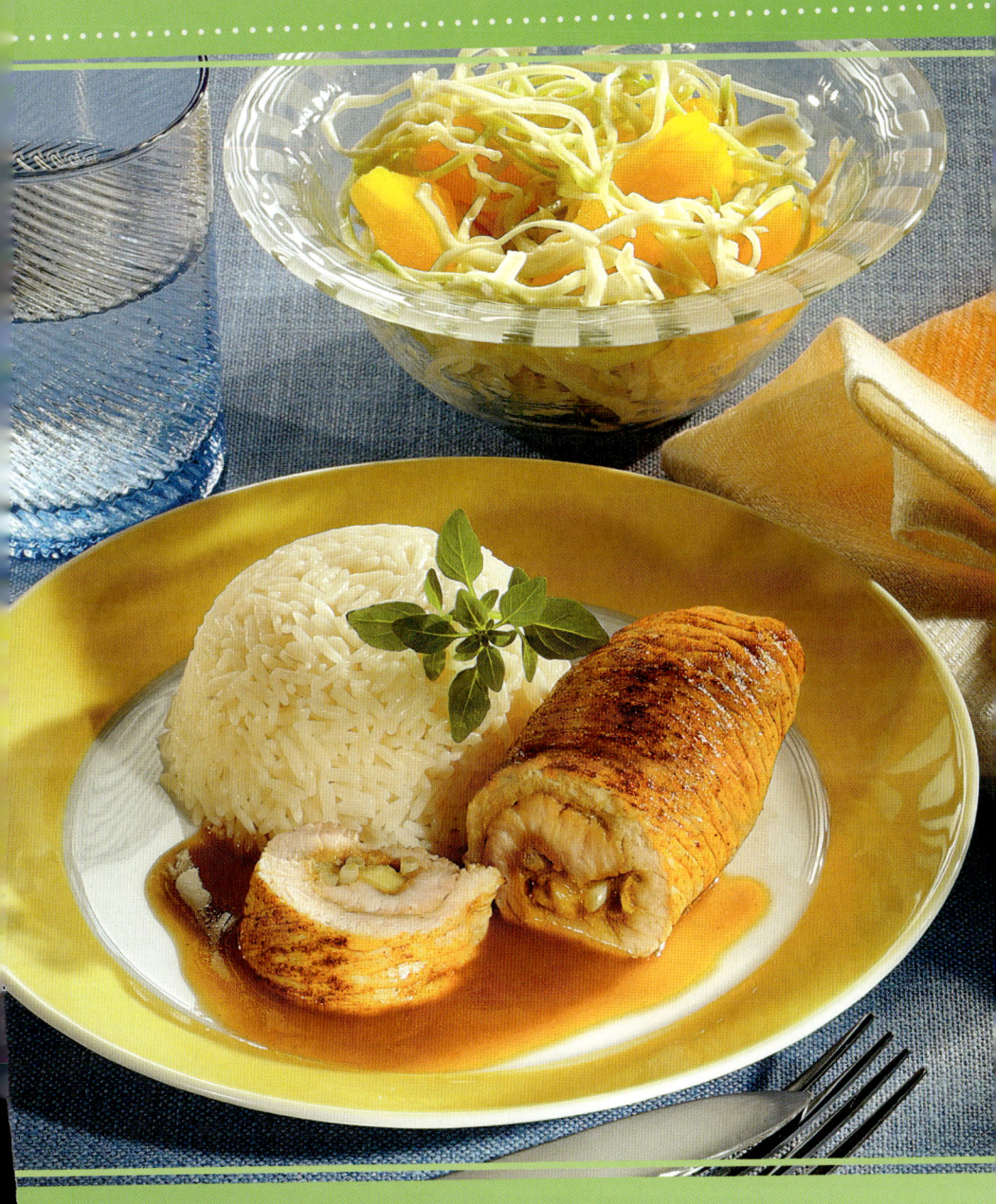

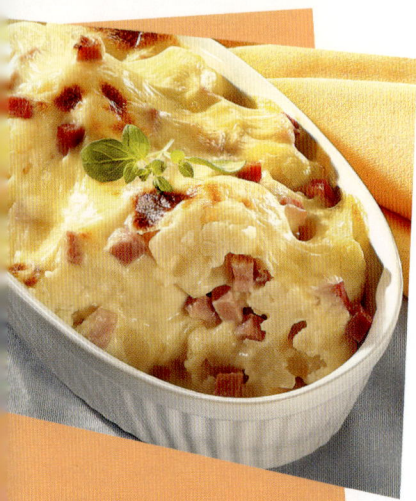

Überbackener Blumenkohl mit Schinken

Die Kartoffeln schälen und in Wasser (ohne Salz) garen. Den Blumenkohl putzen, waschen, in Röschen zerteilen und in kochendem Salzwasser ca. 10 Minuten bissfest garen.

Den Schinken in Würfel schneiden. In einem Topf das Öl erhitzen, das Mehl dazugeben und mit Gemüsebrühe aufgießen. Einmal aufkochen lassen. Mit Salz, Pfeffer und Muskat nachwürzen. Zum Schluss die Milch dazugeben und noch einmal alles kurz aufkochen lassen. Die Sauce soll etwas dicklich sein.

Den Blumenkohl abtropfen lassen und in eine Auflaufform geben. Darüber die Schinkenwürfel verteilen. Die Sauce darübergeben und alles im Backofen bei 180 °C Umluft ca. 5 Minuten überbacken.

Zu dem Blumenkohl die Kartoffeln servieren. Die Petersilie über die Kartoffeln streuen.

Zubereitungszeit: ca. 30 Minuten
Pro Portion ca. 347 kcal • 19 g E • 10 g F • 40 g KH • 11 g Ballast

Für 4 Personen:

600 g Kartoffeln
800 g Blumenkohl
Salz
200 g gekochter Schinken
1 El Sonnenblumenöl
60 g Weizenmehl
400 ml Gemüsebrühe
Pfeffer
Muskat
80 ml fettarme Milch
4 El frische Petersilie

Moussaka

Kartoffeln waschen und mit der Schale kochen. Zwiebeln schälen und würfeln. Knoblauch schälen und durch die Presse geben.

Auberginen waschen, halbieren und in dünne Scheiben schneiden. Auberginen salzen und ca. 15 Minuten ziehen lassen, danach abspülen und trocknen.

In einer Pfanne etwas Olivenöl erhitzen, die Zwiebeln dazugeben und glasig dünsten. Den Knoblauch hinzufügen und mit anbraten. Dann das Tatar zugeben. Mit Salz und Pfeffer würzen und kräftig anbraten.

Auberginen dazugeben und mitbraten. Oregano und Thymian dazugeben und mit den geschälten Tomaten auffüllen. Alles ca. 10 Minuten leicht köcheln lassen.

Die Kartoffeln pellen und in dünne Scheiben schneiden. Eine Auflaufform mit Olivenöl aussprühen. Die Hälfte der Tatarmischung auf den Boden der Form geben. Die Kartoffeln daraufschichten. Dann die restliche Tatarmischung über die Kartoffeln geben. Mit dem geriebenen Käse bestreuen. Das Ganze im Backofen bei 180 °C ca. 30 Minuten backen.

Zubereitungszeit: ca. 60 Minuten
Pro Portion ca. 351 kcal • 27 g E • 9 g F • 37 g KH • 8 g Ballast

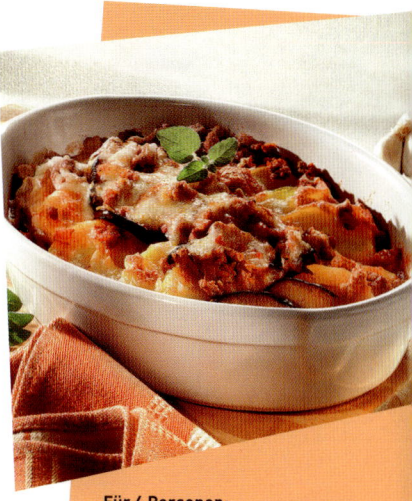

Für 4 Personen:

500 g Kartoffeln
120 g Zwiebeln
2–3 Knoblauchzehen
600 g Auberginen
1 El Olivenöl
300 g Tatar
Salz
Pfeffer
Oregano, Thymian nach
   Geschmack
400 g geschälte Tomaten
80 g geriebener Käse (30 %)

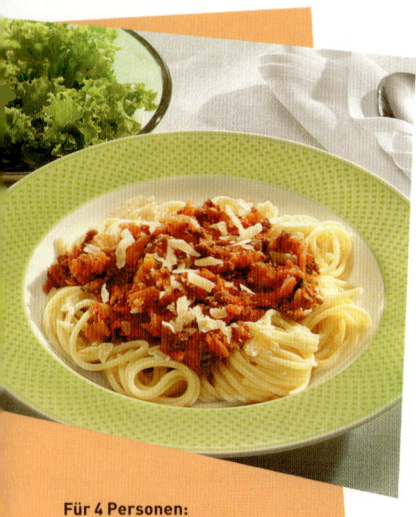

Spaghetti Bolognese

Zwiebeln schälen und fein würfeln. Olivenöl in einer tiefen Pfanne erhitzen, die Zwiebeln darin kurz anbraten. Dann das Tartar zugeben und kräftig anbraten. Mit Salz und Pfeffer würzen.

Die Karotten schälen und grob raspeln. Die Zucchini waschen und ebenfalls grob raspeln. Das Gemüse zu der Tartarmischung geben und mitbraten. Mit Salz und Pfeffer würzen.

Die geschälten Tomaten dazugeben und alles auf kleiner Flamme gar köcheln lassen. Mit Salz, Pfeffer und Paprika-pulver kräftig abschmecken.

In der Zwischenzeit die Nudeln zubereiten. Den grünen Salat waschen und putzen, auf einem Salatteller anrichten. Die Salatsauce darüber geben. Die Nudeln auf vier Teller verteilen, die Sauce darübergeben und mit dem geraspelten Parmesan bestreuen.

Zubereitungszeit: ca. 40 Minuten
Pro Portion ca. 358 kcal • 16 g E • 12 g F • 37 g KH • 5 g Ballast

Für 4 Personen:

100 g Zwiebeln
1 El Olivenöl
320 g Tatar
Salz
Pfeffer
200 g Karotten
100 g Zucchini
200 g geschälte Tomaten
    aus der Dose
Paprikapulver
160 g Spaghetti
200 g grüner Salat
4 El Salatsauce (FP)
20 g Parmesan

Couscous mit Lammstückchen und Gemüse

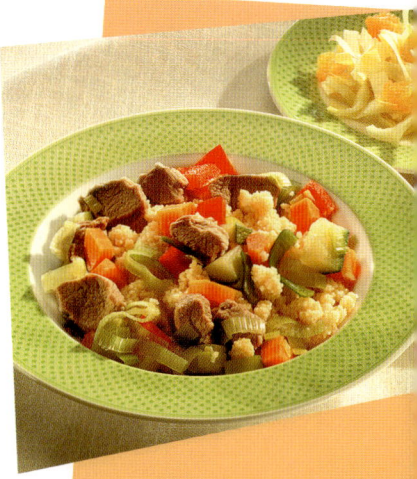

Das Lammfleisch in mundgerechte Stücke schneiden und in 200 ml Salzwasser zum Kochen bringen. Das Lorbeerblatt dazugeben und alles ca. 30 Minuten kochen.

Zucchini waschen. Paprika waschen, halbieren und das Kerngehäuse entfernen. Die Möhren schälen. Porree längs halbieren. Das Gemüse in mundgerechte, nicht zu kleine Stücke schneiden. Die Gemüsestücke zum Fleisch geben. Alles herzhaft mit Salz, Pfeffer und der Gewürzmischung würzen und ca. 10 Minuten mitköcheln lassen.

In der Zwischenzeit den Couscous nach Packungsanweisung zubereiten. Den Chicorée putzen, halbieren, das Strunkende herausschneiden, waschen und in feine Streifen schneiden. Die Orange schälen und in kleine Stücke schneiden. Mit dem Chicorée in einer Salatschüssel anrichten.

Aus Zitronensaft, Öl, Honig, Pfeffer und Salz eine Salatsauce herstellen und darübergießen. Den Couscous in tiefe Teller geben und das Lammfleisch-Gemüse mit der Brühe darübergeben.

Zubereitungszeit: ca. 45 Minuten
Pro Portion ca. 355 kcal • 27 g E • 7 g F • 43 g KH • 8 g Ballast

Für 4 Personen:

400 g Lammfleisch, mager
Salz
1 Lorbeerblatt
200 g Zucchini
200 g Paprika
200 g Karotten
200 g Porree
Pfeffer
Gewürzmischung arabisch
120 g Couscous
200 g Chicorée
1 Orange
20 ml Zitronensaft
3 Tl Sonnenblumenöl
1 El Akazienhonig

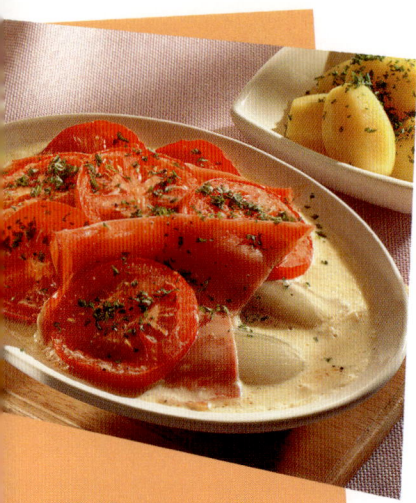

Überbackener Chicorée mit Schinken

Für 4 Personen:

1,2 kg Chicorée
Salz
240 g gekochter Schinken,
    dünn geschnitten
600 g Tomaten
40 ml Sahne
100 g fettarmer Joghurt
Pfeffer
800 g Kartoffeln
frische Petersilie

Den Chicorée halbieren, eventuell den bitteren Strunk herausschneiden. Chicorée in kochendem Salzwasser ca. 3 Minuten blanchieren.

Den Chicorée aus dem Kochwasser nehmen und mit dem Schinken bedecken. In eine Auflaufform legen.

Die Tomaten waschen, in Scheiben schneiden und ebenfalls in die Auflaufform legen. Die Sahne mit dem Joghurt verrühren und mit etwas Salz und Pfeffer würzen. Über den Chicorée gießen. Im Backofen bei 180 °C ca. 30 Minuten backen.

In der Zwischenzeit die Kartoffeln schälen, waschen und in Wasser garen. Die Kartoffeln zu dem überbackenen Chicorée reichen und alles großzügig mit Petersilie bestreuen.

Zubereitungszeit: ca. 45 Minuten
Pro Portion ca. 357 kcal • 20 g E • 12 g F • 38 g KH • 12 g Ballast

Nudelauflauf mit Erbsen und Schinken

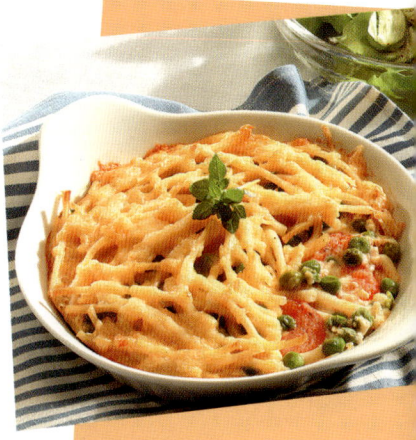

Die Nudeln in Salzwasser garen. Abschrecken und in einem Sieb abtropfen lassen. Tomaten waschen und in dünne Scheiben schneiden.

Eine Auflaufform mit Sonnenblumenöl aussprühen. Eine Lage Nudeln hineinschichten. Darüber den Schinken verteilen. Darauf die Tomaten geben, leicht salzen und pfeffern. Die Erbsen dazugeben und darüber die restlichen Nudeln verteilen. Mit dem geriebenen Käse bestreuen.

Milch und Eier verrühren, mit Salz, Pfeffer und Paprikapulver kräftig abschmecken und über den Auflauf gießen.

Im Backofen bei 180 °C ca. 40 Minuten backen. Blattsalat waschen, putzen und zerpflücken. Mit der Vinaigrette beträufeln und zu dem Auflauf reichen.

Zubereitungszeit: ca. 60 Minuten
Pro Portion ca. 350 kcal • 22 g E • 11 g F • 37 g KH • 6 g Ballast

Für 4 Personen:

140 g Nudeln
Salz
400 g Tomaten
1 1/2 Tl Sonnenblumenöl
80 g gekochter Schinken
Pfeffer
200 g Erbsen
60 g geriebener Käse (30 %)
200 ml Magermilch
2 Eier
Paprikapulver
200 g Blattsalat
4 El Vinaigrette (FP)

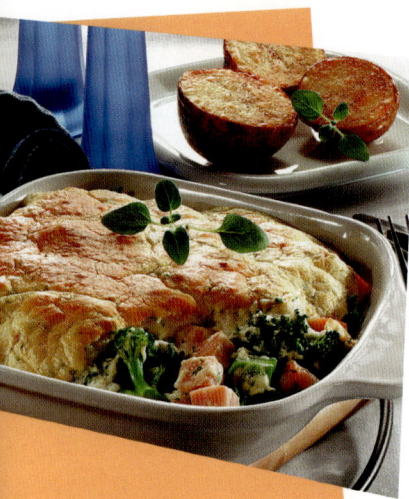

Brokkoli mit Quarkhaube

Den Brokkoli putzen, waschen und in kochendem Salzwasser ca. 10 Minuten bissfest garen. In einem Sieb abtropfen lassen. Die Eier trennen.

Den Quark mit Salz, Pfeffer, Kräutern und Eigelb vermischen und herzhaft abschmecken. Den Schinken in Würfel schneiden und den Brokkoli in die Auflaufform geben. Darauf die Schinkenwürfel streuen.

Das Eiweiß steif schlagen und unter die Quarkmasse heben. Die Quarkmasse über den Brokkoli geben. Anschließend den Auflauf im Backofen bei ca. 180 °C etwa 20–30 Minuten backen.

Die Kartoffeln waschen und halbieren. Die Schnittfläche mit Salz und Pfeffer würzen. Die Kartoffeln auf ein Backblech setzen und mit dem Öl dünn besprühen. Ca. 20–30 Minuten backen. Die Kartoffeln zu dem Brokkoli mit Quarkhaube servieren.

Zubereitungszeit: ca. 60 Minuten
Pro Portion ca. 364 kcal • 27 g E • 11 g F • 36 g KH • 11 g Ballast

Für 4 Personen:

800 g Brokkoli
4 Eier
300 g Magerquark
Salz
Pfeffer
4 El frische Kräuter
80 g gekochter Schinken, mager
700 g Kartoffeln
1 El Sonnenblumenöl

Rührei mit Schinken und Gemüseplatte

Kartoffeln schälen und in Wasser (ohne Salz) garen. Eier in eine Schüssel aufschlagen und mit einer Gabel verquirlen.

Schinken würfeln. Das Gemüse putzen, nach Bedarf in mundgerechte Stücke schneiden. In Salzwasser bissfest blanchieren.

Butter in einer beschichteten Pfanne erhitzen. Die Schinkenwürfel dazugeben und kurz anbraten. Dann die Eier in die Pfanne gleiten lassen, anbraten, mit dem Pfannenwender in Stücke zerpflücken, wenden und garen lassen.

Das Gemüse auf Tellern anrichten, mit der Vinaigrette beträufeln und mit den Kräutern bestreuen. Die Kartoffeln abgießen und zum Rührei reichen.

Zubereitungszeit: ca. 35 Minuten
Pro Portion ca. 351 kcal • 17 g E • 12 g F • 38 g KH • 10 g Ballast

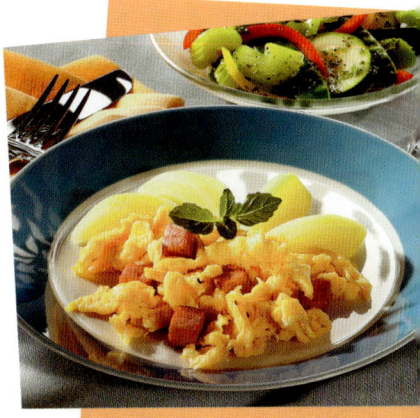

Für 4 Personen:

800 g Kartoffeln
4 Eier
60 g gekochter Schinken
1,2 kg Gemüse der Saison
Salz
1 EL Butter oder Margarine
8 El Vinaigrette (FP)
frische Kräuter (z. B. Petersilie,
   Brunnenkresse)

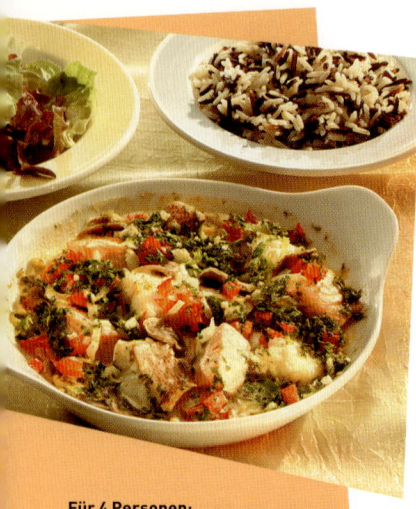

Fischragout mit Reis und Salat

Die Fischfilets in mundgerechte Stücke schneiden. Mit Zitronensaft beträufeln und etwas ziehen lassen.

Inzwischen den Porree putzen, waschen und in feine Ringe schneiden. Champignons putzen und in Scheiben schneiden. Die Fischstücke und das Gemüse vermischen und in eine Auflaufform schichten. Die Tomatenwürfel dazugeben.

Sahne und Gewürze gut aufschlagen, gepressten Knoblauch dazugeben. Alles über das Fisch-Gemüse gießen. Im vorgeheizten Backofen ca. 20–25 Minuten bei 200 °C backen.

In der Zwischenzeit den Reis garen. Den Salat waschen und putzen. In mundgerechte Stücke zerpflücken. Die Zwiebeln schälen und fein würfeln. Alles auf einem Salatteller anrichten und mit dem Dressing beträufeln. Den Reis durch ein Sieb abschütten. Zu dem Fischragout servieren. Fischragout mit den Kräutern bestreuen.

Zubereitungszeit: ca. 40 Minuten
Pro Portion ca. 489 kcal • 35 g E • 24 g F • 31 g KH • 5 g Ballast

Für 4 Personen:

200 g Kabeljaufilet
200 g Lachsfilet
200 g Rotbarschfilet
50 ml Zitronensaft
200 g Porree
200 g Champignons
200 g Tomatenwürfel
200 ml Sahne
Salz
Pfeffer
Paprikapulver, edelsüß
2 Knoblauchzehen
120 g Reismischung mit Wildreis
200 g Eichblatt, rot
200 g Kopfsalat
80 g Zwiebeln
4 El Essig-Öl-Dressing (FP)
20 g frische Kräuter
    (z. B. Petersilie, Schnittlauch,
    Kresse)

Salat Nizza-Art

Die Kartoffeln mit der Schale ohne Salz garen. Die Paprika-schoten waschen, halbieren, entkernen und in Streifen schneiden. Prinzessbohnen waschen, putzen und in Stücke schneiden. In kochendem Salzwasser ca. 10–15 Minuten garen. Etwas Bohnenkraut ins Kochwasser geben. Bohnen abgießen.

Tomaten waschen und würfeln. Die Eier hart kochen, abschrecken, pellen und achteln. Die Kartoffeln pellen und in Scheiben schneiden. Den grünen Salat putzen und waschen.

Aus Essig, Joghurt und Senf eine Salatsauce rühren und diese mit Salz, Pfeffer und Muskat würzen. Den grünen Salat auf große Salatteller geben. Darüber die Kartoffeln geben, dann die Paprika, die Bohnen und die Tomaten an-ordnen.

Den Thunfisch etwas abgießen und zerpflückt auf dem Salat anrichten. Die Eiachtel zur Garnitur darauflegen. Alles mit der Salatsauce beträufeln.

Zubereitungszeit: ca. 30 Minuten
Pro Portion ca. 347 kcal • 20 g E • 11 g F • 38 g KH • 11 g Ballast

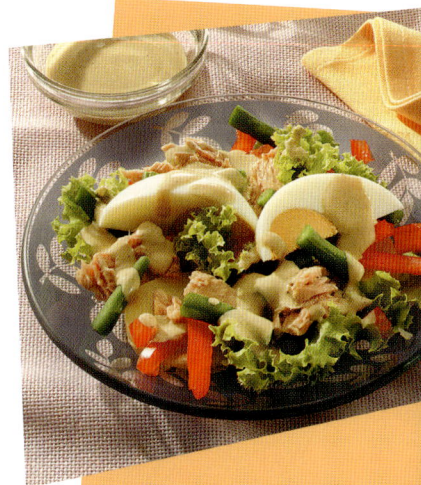

Für 4 Personen:

600 g Kartoffeln
320 g rote Paprika
320 g Prinzessbohnen
Salz
Bohnenkraut
210 g Tomaten
2 Eier
480 g grüner Salat
4 El Balsamico-Essig
230 g fettarmer Joghurt
2 Tl Senf
Pfeffer
Muskat
140 g Thunfisch aus der Dose,
   ohne Öl

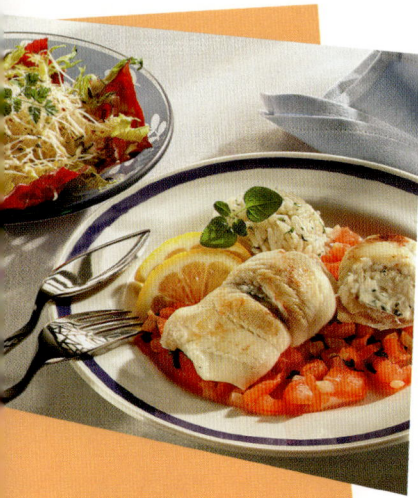

Gefüllte Maischolle auf Tomaten-Tatar

Für 4 Personen:

400 g Maischollenfilet
1 Zitrone
160 g körniger Frischkäse
2 El Kräuter (z. B. Petersilie,
    Basilikum, Oregano)
Salz
Cayennepfeffer
Pfeffer
400 g Tomaten
1 Zwiebel
Knoblauchpulver
Ital. Kräutermischung
120 g Reis
2 El frische Kräuter
    (z. B. Petersilie, Schnittlauch,
    Kresse)
200 g Radicchio
200 g Frisée-Salat
80 g Sprossen (z. B. Leinsamen,
    Alfalfa, Rettich)
4 El Salatsauce (FP)

Den Fisch waschen und mit etwas Zitronensaft beträufeln. Etwas ziehen lassen. Frischkäse zerdrücken und mit den Kräutern vermischen. Mit Salz und ganz wenig Cayennepfeffer abschmecken. Das Fischfilet mit Salz und Pfeffer würzen, die Füllung daraufstreichen. Das Filet aufrollen und mit einem Holzstäbchen fixieren.

Die Tomaten kurz in kochendes Wasser tauchen und die Haut abziehen. Dann die Tomaten würfeln. Zwiebel schälen und sehr fein würfeln. Zwiebeln, Tomaten, Knoblauchpulver, Salz, Pfeffer und italienische Kräuter vermischen. Die Tomatenmischung in eine flache Auflaufform geben. Darauf die Fischrollen setzen.

Im Backofen ca. 20 Minuten bei 180 °C Umluft garen. Der Fisch ist gar, wenn das Fleisch fest und nicht mehr durchsichtig ist. Vor dem Anrichten mit Zitronenscheiben garnieren.

Inzwischen den Reis in Salzwasser garen. Vor dem Servieren mit den frischen Kräutern vermischen.

Für den Salat den Radicchio und den Frisée zerpflücken, waschen und abtropfen lassen. Die Sprossen abbrausen und abtropfen lassen. Frisée und Radicchio auf einem Salatteller anrichten. Mit den Sprossen garnieren. Salatsauce darübergießen.

Zubereitungszeit: ca. 45 Minuten
Pro Portion ca. 355 kcal • 28 g E • 11 g F • 36 g KH • 3 g Ballast

Gegrillter Fisch mit Kartoffelsalat

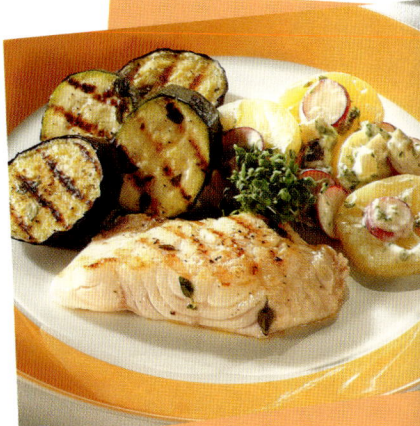

Für den Kartoffelsalat die Kartoffeln mit der Schale garen, abgießen und pellen. Die Kartoffeln in Scheiben schneiden.

Die Radieschen putzen, waschen und in Scheiben schneiden. Die Gewürzgurken würfeln.

Aus Joghurt, Obstessig, Salz und Pfeffer eine Salatsauce rühren. Über die Kartoffeln geben. Die Gurkenwürfel und die Radieschenscheiben unterheben. Mit Kräutern bestreuen.

Das Fischfilet mit Zitronensaft beträufeln und ziehen lassen. Das Olivenöl mit Salz, Pfeffer, Thymian und der gepressten Knoblauchzehe vermischen.

Das Fischfilet mit der Hälfte der Marinade dünn bepinseln. Auberginen und Zucchini waschen und in ca. 1,5 cm dicke Scheiben schneiden.

Das Gemüse mit der restlichen Marinade dünn bepinseln. Fisch und Gemüse auf den heißen Grill geben und von beiden Seiten grillen. Alles mit Kresse garnieren. Zum Kartoffelsalat reichen.

Zubereitungszeit: ca. 60 Minuten
Pro Portion ca. 347 kcal • 30 g E • 10 g F • 33 g KH • 5 g Ballast

Für 4 Personen:

400 g Kartoffeln
120 g Radieschen
120 g Gewürzgurken
800 g Joghurt
4 El Obstessig
Salz
Pfeffer
4 El frische Kräuter (z. B. Kerbel, Schnittlauch, Petersilie)
400 g Fischfilet
4 Tl Zitronensaft
1 1/2 Tl Olivenöl
1 El Thymian
1 Knoblauchzehe
200 g Aubergine
200 g Zucchini
Kresse zum Garnieren

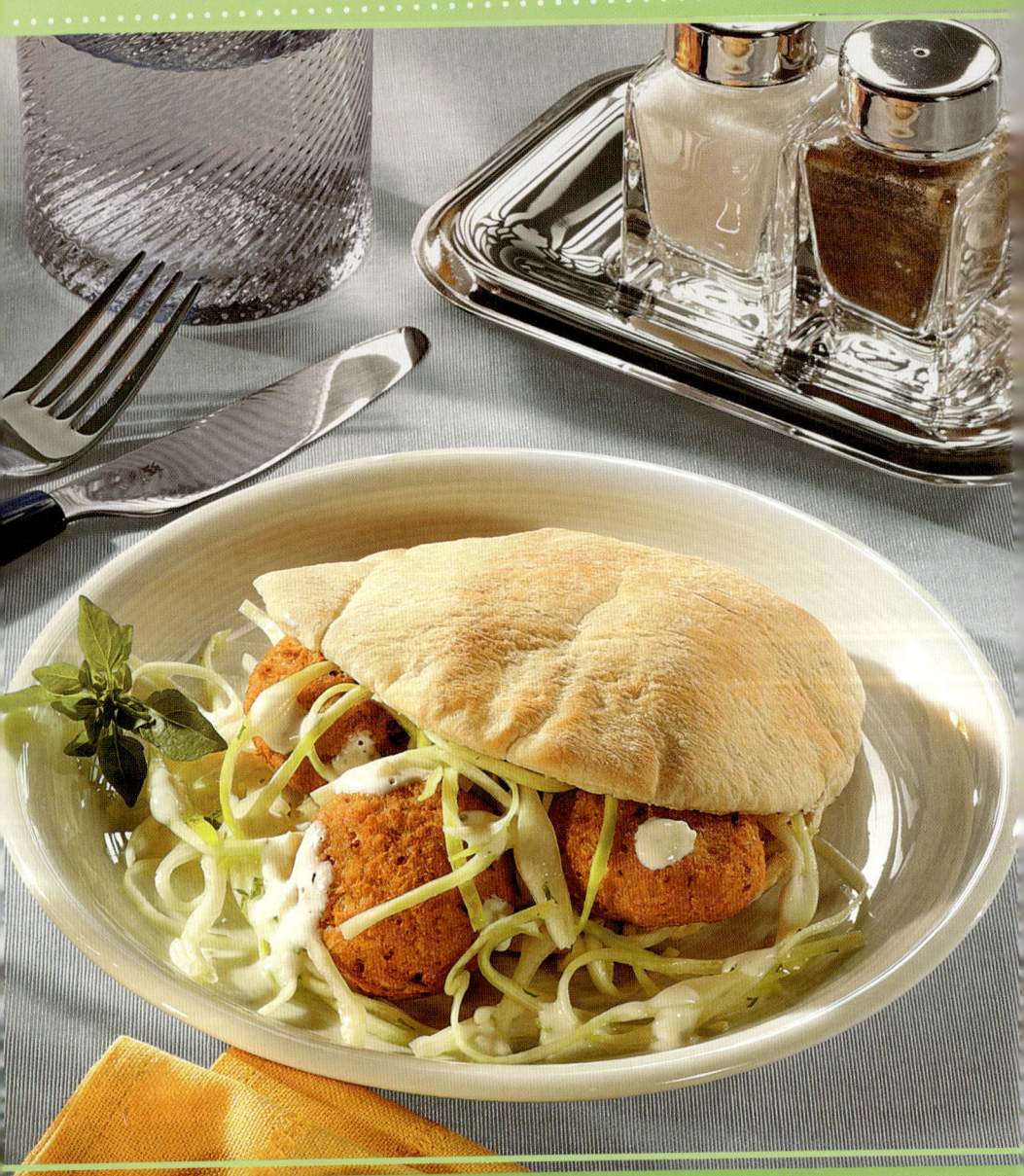

Falafel-Bällchen im Pitabrot

Kichererbsen mit kochendem Wasser übergießen und ca. 3 Stunden zugedeckt quellen lassen. Knoblauch schälen und durch die Presse geben. Zwiebeln schälen und fein würfeln.

Nach Ende der Quellzeit die Kichererbsen in der Küchenmaschine pürieren, die Zwiebeln dazugeben und pürieren. Zu der Masse das Ei, die Gewürzmischung und den Knoblauch geben. Alles gut vermengen.

In einer Pfanne das Öl erhitzen, die Kichererbsenmasse zu kleinen Bällchen formen und von allen Seiten knusprig braten. Den Weißkohl waschen, putzen und sehr fein hobeln. In kochendem Salzwasser ca. 3 Minuten blanchieren. In einem Sieb abtropfen lassen.

Den Kohl mit der Vinaigrette vermischen und etwas durchziehen lassen. Den Joghurt mit dem Zitronensaft glatt rühren, die Gewürze dazugeben, nach Belieben mit gepresstem Knoblauch verfeinern.

Das Pitabrot im vorgeheizten Backofen etwas erwärmen, eine Tasche hineinschneiden. Falafelbällchen und Krautsalat hineingeben und mit der Zitronencreme servieren.

Zubereitungszeit: ca. 40 Minuten (plus Zeit zum Quellen)
Pro Portion ca. 359 kcal • 16 g E • 7 g F • 53 g KH • 6 g Ballast

Für 4 Personen:

120 g Kichererbsen
2 Knoblauchzehen
60 g rote Zwiebeln
1 Ei
Gewürzmischung arabisch
1 El Sonnenblumenöl
400 g Weißkraut
4 El Vinaigrette (FP)
200 g fettarmer Joghurt
20 ml Zitronensaft
Salz
Pfeffer
240 g Pitabrot

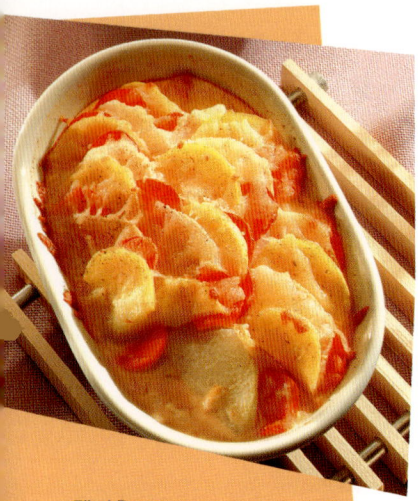

Kohlrabi-Kartoffel-Gratin

Kartoffeln waschen und mit der Schale in Wasser garen. Kohlrabi und Karotten schälen und in dünne Scheiben schneiden. Das Gemüse getrennt in wenig Salzwasser ca. 10 Minuten dünsten. Die Kartoffeln pellen und in Scheiben schneiden.

Kartoffeln, Karotten und Kohlrabi dachziegelartig in die Form schichten. Eier und Milch mit Salz, Pfeffer und Muskat vermischen und kräftig abschmecken. Über das Gratin gießen.

Zum Schluss den geriebenen Käse darüberstreuen. Im Backofen bei 180 °C ca. 30 Minuten überbacken. Den Feldsalat putzen und waschen. Mit der Vinaigrette beträufeln und zu dem Gratin reichen.

Zubereitungszeit: ca. 60 Minuten
Pro Portion ca. 359 kcal • 20 g E • 10 g F • 39 g KH • 10 g Ballast

Für 4 Personen:

600 g Kartoffeln
500 g Kohlrabi
400 g Karotten
Salz
2 Eier
400 ml fettarme Milch
Pfeffer
Muskat
120 g geriebener Käse (30 %)
200 g Feldsalat
4 El Vinaigrette (FP)

Hirse-Gemüse-Auflauf

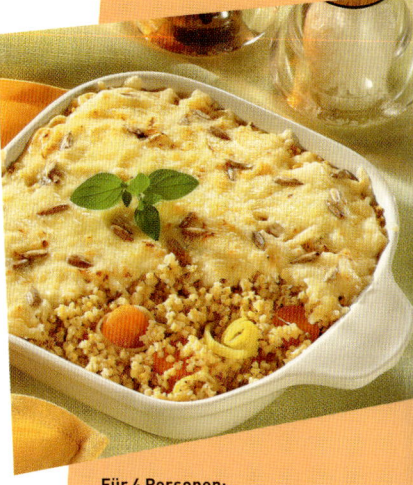

Hirse mit der Gemüsebrühe aufsetzen und zum Kochen bringen. Ca. 10 Minuten köcheln lassen. Dann vom Herd nehmen und ausquellen lassen.

Karotten waschen, schälen und in Scheiben schneiden. Porree waschen, putzen und in feine Ringe schneiden.

Das Öl in einer Pfanne erhitzen. Karotten, Porree und durchgepressten Knoblauch dazugeben und ca. 3 Minuten unter Rühren anbraten. Das Gemüse darf nicht weich werden. Zum Schluss mit etwas Salz und Pfeffer abschmecken.

Hirse und Gemüse abwechselnd in eine Auflaufform schichten.

Sauerrahm mit Salz und Pfeffer würzen und über den Auflauf gießen.

Die Sonnenblumenkerne und den Käse darüberstreuen. Im vorgeheizten Backofen ca. 30 Minuten backen, bis der Auflauf goldgelb ist.

Zubereitungszeit: ca. 50 Minuten
Pro Portion ca. 341 kcal • 13 g E • 11 g F • 44 g KH • 8 g Ballast

Für 4 Personen:

200 g Hirse
600 ml Gemüsebrühe
je 240 g Karotten und Porree
4 Tl Sonnenblumenöl
1 Knoblauchzehe
Salz
Pfeffer
80 g Sauerrahm
20 g Sonnenblumenkerne
60 g Käse (30 %)

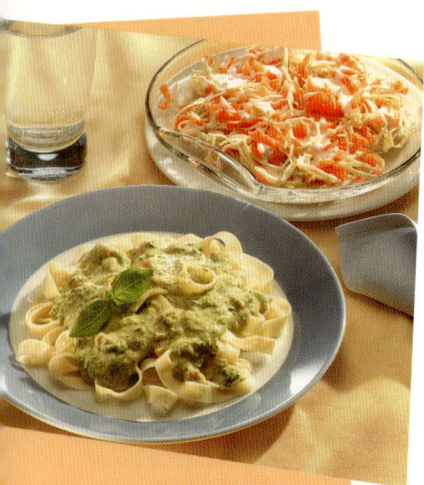

Tagliatelle mit Zucchinisauce und Krautsalat

Zwiebeln schälen und würfeln. Zucchini waschen und klein schneiden. In einem Topf das Öl erhitzen. Zwiebeln und durchgepressten Knoblauch darin glasig dünsten, Zucchini dazugeben und ebenfalls kurz anbraten.

Mit der Gemüsebrühe aufgießen und ca. 10 Minuten garen. Dann das Ganze mit dem Pürierstab pürieren. Den Frischkäse unterheben. Den Schinken würfeln und unter die Masse heben. Die Kräuter dazugeben. Mit Salz, Pfeffer und etwas Muskat abschmecken. Tagliatelle in Salzwasser kochen.

Für den Salat die Karotten waschen und schälen. Fein raspeln. Den Weißkohl putzen, waschen und dann fein hobeln. Mit dem Joghurtdressing vermischen und etwas ziehen lassen.

Nudeln mit der Kräutersauce auf Tellern anrichten. Den Salat dazureichen.

Zubereitungszeit: ca. 35 Minuten
Pro Portion ca. 352 kcal • 19 g E • 11 g F • 42 g KH • 6 g Ballast

Für 4 Personen:

80 g Zwiebeln
400 g Zucchini
1 El Sonnenblumenöl
1 Knoblauchzehe
400 ml Gemüsebrühe
140 g Frischkäse
120 g gekochter Schinken
4 El frische Kräuter
    (z. B. Petersilie, Schnittlauch,
    Kerbel, Basilikum)
Salz
Pfeffer
Muskat
160 g Tagliatelle
200 g Karotten
200 g Weißkohl
40 g Joghurtdressing (FP)

Brokkoli-Auflauf mit Kartoffeln

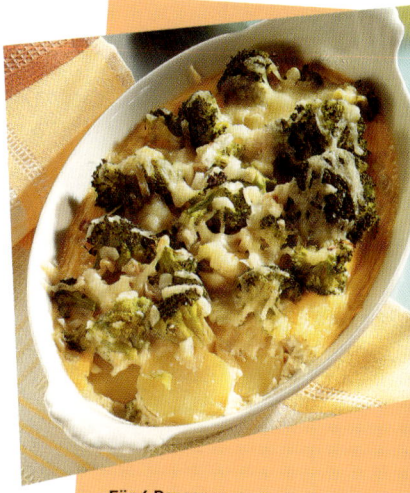

Die Kartoffeln mit der Schale ohne Salz garen. Den Brokkoli putzen, waschen und in Röschen teilen. Die Zwiebeln schälen und fein würfeln.

Einen Topf auf dem Herd erhitzen, den Boden dünn mit Öl einsprühen. Die Zwiebelwürfel dazugeben und glasig dünsten.

Die Gemüsebrühe zugießen und den Brokkoli dazugeben. Den Brokkoli bissfest garen. Die Kartoffeln pellen und in Scheiben schneiden. Eine Auflaufform dünn mit Öl einsprühen.

Die Kartoffeln in die Form schichten und leicht salzen und pfeffern. Den Brokkoli auf die Kartoffeln schichten.

Ei und Milch verrühren, mit Kräutersalz, Pfeffer und Muskat kräftig würzen. Über den Brokkoli gießen. Den Käse fein reiben und darüberstreuen. Im vorgeheizten Backofen bei ca. 180 °C ca. 30 Minuten backen.

Zubereitungszeit: ca. 60 Minuten
Pro Portion ca. 358 kcal • 20 g E • 12 g F • 41 g KH • 13 g Ballast

Für 4 Personen:

800 g Kartoffeln
900 g Brokkoli
160 g Zwiebeln
1 El Pflanzenöl
480 ml Gemüsebrühe
Kräutersalz
Pfeffer
2 Eier
40 ml Magermilch (0,3 %)
Muskat
120 g Käse (30 %)

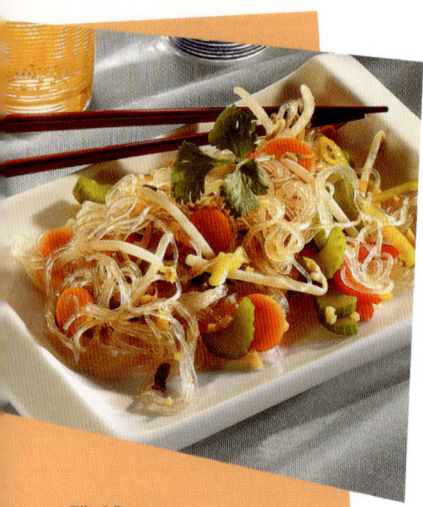

China-Pfanne mit Glasnudeln

Die Mu-Err-Pilze ca. 30 Minuten in kaltem Wasser einweichen. Die Glasnudeln ca. 20 Minuten in heißem Wasser einweichen.

Inzwischen Porree waschen und in feine Ringe schneiden. Karotten schälen und in Scheiben schneiden.

Paprika halbieren, Kerngehäuse entfernen, waschen und in Streifen schneiden. Sellerie waschen, putzen und klein schneiden.

Das Öl im Wok erhitzen. Zuerst die Karotten und den Porree unter Rühren anbraten. Paprika und Sellerie dazugeben und unter Rühren braten. Mit Salz und Pfeffer würzig abschmecken.

Den Ingwer schälen und zu dem Gemüse raspeln. Sojasauce, durchgepressten Knoblauch und Gewürzmischung zugeben.

Die Pilze abtropfen und in Streifen schneiden. Kurz mitdünsten. Mit der Hühnerbrühe aufgießen. Die Glasnudeln dazugeben und alles ca. 10 Minuten garen lassen.

Zum Schluss die Sprossen untermischen und kurz mit erhitzen.

Zubereitungszeit: ca. 40 Minuten (plus Zeit zum Einweichen)
Pro Portion ca. 354 kcal • 17 g E • 7 g F • 53 g KH • 12 g Ballast

Für 4 Personen:

120 g Mu-Err-Pilze, getrocknet
120 g Glasnudeln
je 240 g Porree und Karotten
je 240 g rote und gelbe Paprika
240 g Staudensellerie
4 Tl Sonnenblumenöl
Salz
Pfeffer
60 g frische Ingwerwurzel
2 El Sojasauce
1–2 Knoblauchzehen
China-Gewürzmischung
        nach Geschmack
400 ml Hühnerbrühe
120 g Mungobohnen-Sprossen

Getreide-Frikadellen mit Tomatensalsa

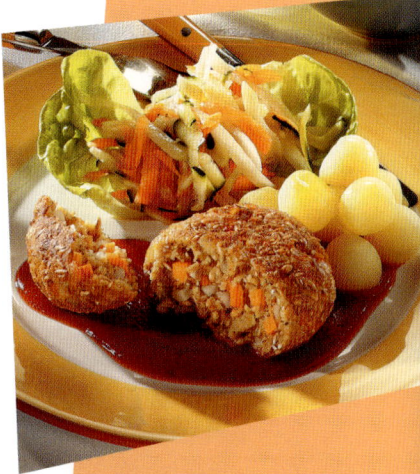

Dinkelkörner mittelgrob schroten. Mit Wasser bedecken und zugedeckt ca. 3–4 Stunden (oder über Nacht) quellen lassen. Karotten schälen, 200 g fein raspeln, den Rest fein würfeln.

Zwiebeln schälen und fein würfeln. Das Wasser vom Dinkelschrot abgießen. Den Schrot mit Karottenwürfeln und Zwiebeln vermischen.

Eier, Grieß, Salz und Pfeffer dazugeben. Aus dem Teig Frikadellen formen. In einer Pfanne das Öl erhitzen, die Frikadellen hineingeben und von beiden Seiten knusprig braten.

Kartoffeln schälen und in Salzwasser kochen. Zucchini und Kohlrabi schälen und fein raspeln. Den Kopfsalat waschen, abtropfen lassen und auf Tellern anrichten. Darauf das geraspelte Gemüse anordnen. Kurz vor dem Servieren mit der Vinaigrette beträufeln.

Die Tomaten mit heißem Wasser übergießen, abschrecken, schälen und würfeln. Mit Salz, Pfeffer und Tabasco vermischen und pürieren. Die Frikadellen mit den Kartoffeln und der Tomatensalsa anrichten.

Zubereitungszeit: ca. 30 Minuten (plus Zeit zum Quellen)
Pro Portion ca. 355 kcal • 18 g E • 11 g F • 42 g KH • 13 g Ballast

Für 4 Personen:

120 g Dinkelkörner
280 g Karotten
80 g Zwiebeln
2 Eier
4 El Hartweizengrieß
Salz
Pfeffer
4 Tl Olivenöl
320 g Kartoffeln
200 g Zucchini
200 g Kohlrabi
80 g Kopfsalat
8 El Vinaigrette (FP)
200 g Tomaten
Tabasco

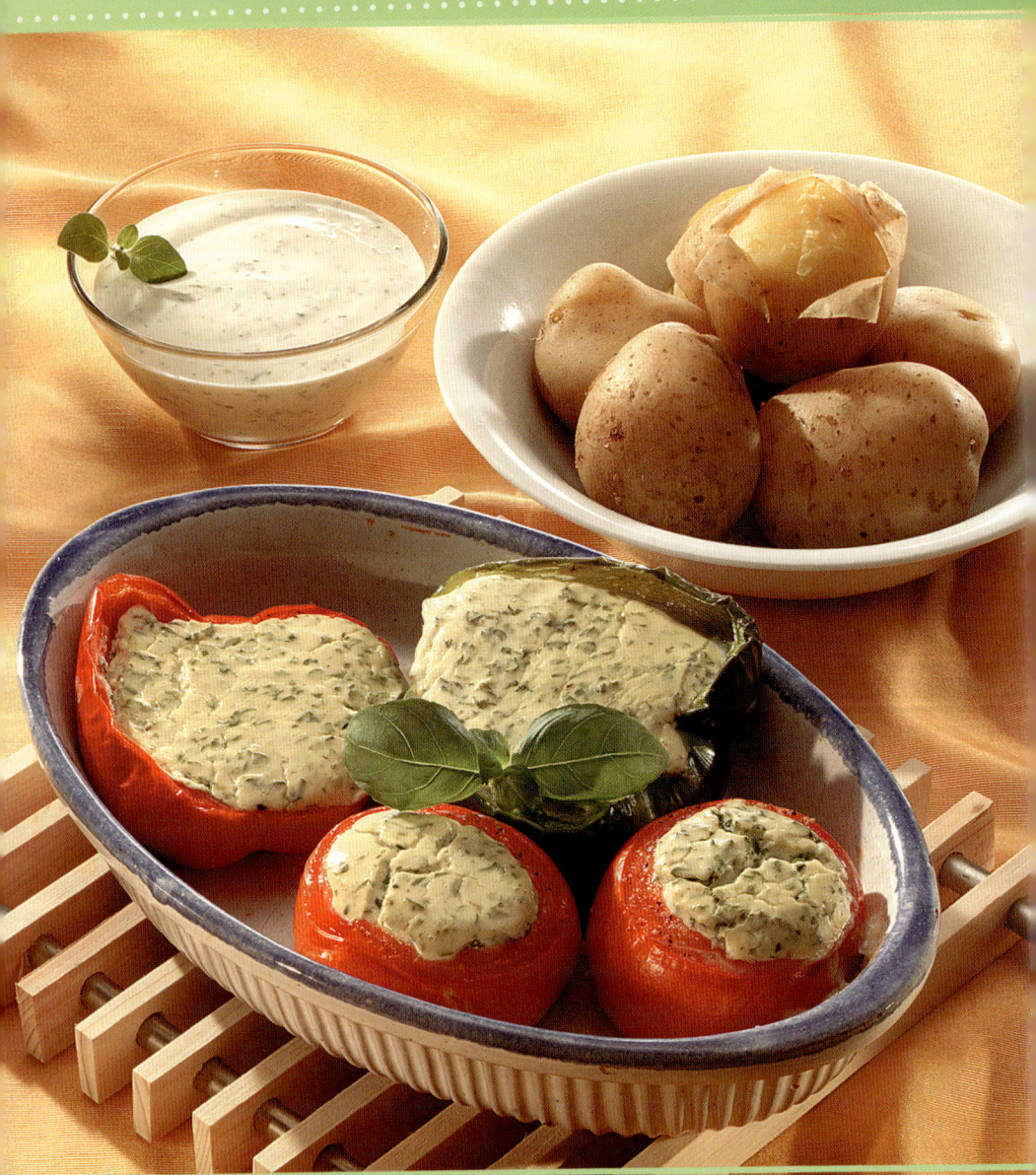

Gefülltes Gemüse

Die Paprikaschoten waschen, halbieren und die Kerngehäuse heraustrennen. Tomaten waschen und einen Deckel abschneiden. Das Innere mit einem Teelöffel herausheben. Mit der offenen Seite nach unten in einem Sieb abtropfen lassen.

Paprikaschoten und Tomaten mit Salz und Pfeffer würzen. Quark mit Eiern, Knoblauchpulver, Pfeffer, Salz und Zitronensaft verrühren. Die Hälfte der Kräuter dazugeben und herzhaft abschmecken.

Die Füllung in das Gemüse geben. Eine Auflaufform mit Öl dünn aussprühen. Das Gemüse in die Form setzen.

Im Backofen bei ca. 180 °C ca. 30 Minuten garen. Kartoffeln waschen und mit der Schale in Wasser (ohne Salz) garen.

Sauerrahm mit Salz, Pfeffer und den restlichen Kräutern abschmecken. Pellkartoffeln mit der Sahnecreme zu dem gefüllten Gemüse reichen.

Zubereitungszeit: ca. 45 Minuten
Pro Portion ca. 348 kcal • 22 g E • 11 g F • 38 g KH • 9 g Ballast

Für 4 Personen:

300 g rote Paprika
300 g grüne Paprika
200 g Tomaten
Salz
Pfeffer
150 g Magerquark
4 Eier
Knoblauchpulver
    nach Geschmack
40 ml Zitronensaft
4 El frische Kräuter
    (z. B. Thymian, Oregano,
    Petersilie)
1 El Olivenöl
700 g Kartoffeln
60 ml Sauerrahm

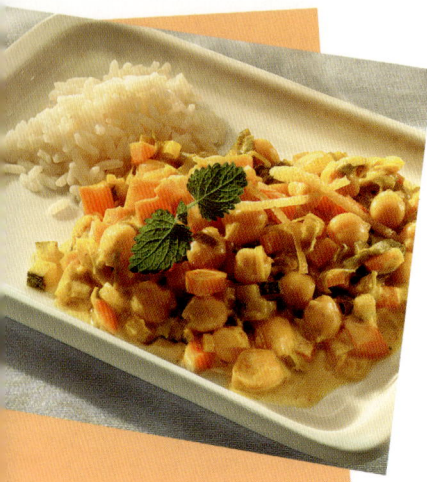

Kichererbsen-Curry

Die Frühlingszwiebeln waschen und in feine Ringe schneiden. Den Ingwer schälen und fein raspeln.

Das Olivenöl in einem Topf erhitzen, den Ingwer und den Koriander kurz darin anbraten. Den Knoblauch durch die Knoblauchpresse geben und mit anbraten. Die Frühlingszwiebeln dazugeben, kurz anbraten, salzen und pfeffern.

Zucchini waschen und würfeln. Die Karotten schälen und würfeln. Zu den Frühlingszwiebeln geben und kurz mitbraten. Mit dem Apfelwein aufgießen. Kurkuma dazugeben. Ca. 15 Minuten köcheln lassen.

In der Zwischenzeit den Reis in Salzwasser garen. Die Kichererbsen zum Gemüse geben, mit der Gemüsebrühe aufgießen und weitere 15 Minuten gar köcheln lassen.

Zum Schluss kräftig mit Salz und Pfeffer abschmecken, Cayennepfeffer nach Geschmack zugeben. Kurz vor dem Servieren den Joghurt unterrühren und mit der fein geriebenen Zitronenschale und der Zitronenmelisse garnieren.

Den Reis in einem Sieb abtropfen und zu dem Curry servieren.

Zubereitungszeit: ca. 45 Minuten
Pro Portion ca. 353 kcal • 13 g E • 6 g F • 54 g KH • 10 g Ballast

Für 4 Personen:

200 g Frühlingszwiebeln
20 g Ingwerwurzel
1 El Olivenöl
1 Tl Koriander, gemahlen
2 Knoblauchzehen
Salz
Pfeffer
je 300 g Zucchini und Karotten
200 ml Apfelwein
Kurkuma
120 g Reis
500 g Kichererbsenkeime
    (ersatzweise gekochte
    Kichererbsen, z. B. aus der
    Dose)
60 ml Gemüsebrühe
Cayennepfeffer
400 g fettarmer Joghurt
Zitronenschale und
    Zitronenmelisse als Garnitur

Kohlrabi-Pfanne mit Püree

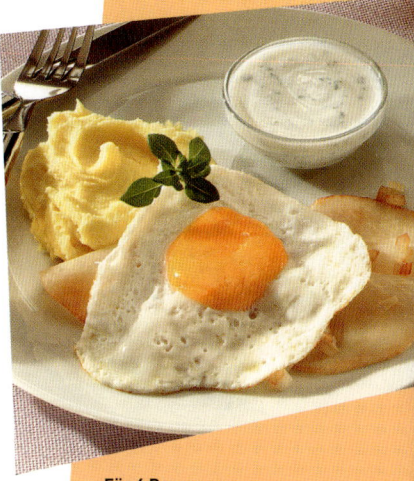

Die Kartoffeln schälen und in Wasser garen (ohne Salz). Die Kartoffeln abgießen. Die Milch erhitzen. Die Kartoffeln durch eine Gemüsepresse geben oder stampfen. Mit einem Schneebesen die heiße Milch unterrühren. Mit Salz, Pfeffer und etwas Muskat würzen.

Den Kohlrabi schälen, vierteln und in dünne Scheiben hobeln. Die Zwiebeln schälen und fein würfeln.

In einer beschichteten Pfanne die Hälfte der Butter erhitzen und die Zwiebeln darin glasig dünsten. Die Kohlrabischeiben dazugeben.

Alles gut anbraten und mehrmals umrühren. Ca. 15 Minuten bei mittlerer Hitze garen.

In einer anderen Pfanne die restliche Butter erhitzen, die Eier hineinschlagen und braten, bis die Unterseite goldgelb ist. Etwas salzen.

Den Joghurt mit etwas Salz und Pfeffer verrühren und mit den Kräutern abschmecken. Das Spiegelei zum Kartoffel-püree und zur Kohlrabipfanne reichen. Alles mit dem Dip servieren.

Zubereitungszeit: ca. 40 Minuten
Pro Portion ca. 363 kcal • 23 g E • 9 g F • 49 g KH • 9 g Ballast

Für 4 Personen:

600 g Kartoffeln
500 ml fettarme Milch
Salz
Pfeffer
Muskat
800 g Kohlrabi
120 g Zwiebeln
1 El Butter oder Margarine
4 Eier
300 g fettarmer Joghurt
frische Kräuter

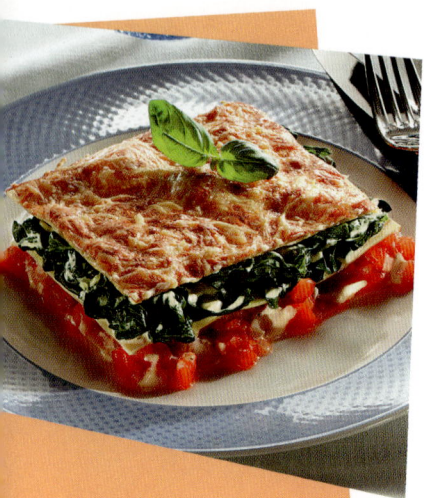

Spinat-Lasagne

Zwiebeln schälen und fein würfeln. Knoblauch durch die Presse geben. Beides vermischen.

Spinat waschen und verlesen. 1 1/2 El Sonnenblumenöl erhitzen, die Hälfte der Zwiebeln dazugeben und glasig dünsten. Den Spinat dazugeben und ca. 10 Minuten dünsten. Mit Salz und Pfeffer würzen.

Tomaten mit kochendem Wasser überbrühen, die Haut abziehen und würfeln. Das restliche Öl erhitzen, die restlichen Zwiebeln glasig dünsten. Die Tomatenwürfel dazugeben und ca. 15 Minuten köcheln lassen. Tomatenmark dazugeben. Mit den Gewürzen abschmecken.

Den Quark mit den Eiern vermischen. Mit Salz und Pfeffer herzhaft würzen. Eine Form mit Lasagneblättern auslegen. Diese dünn mit der Quarkmasse bestreichen. Darüber die Tomatenmasse geben. Diese mit einer Schicht Lasagneblätter abdecken und wieder dünn mit der Quarkmasse bestreichen. Darüber den Spinat geben. Wieder eine Schicht Lasagneblätter daraufgeben. Zum Schluss die restliche Quarkmasse auf die oberste Lage streichen.

Im vorgeheizten Backofen bei ca. 180 °C ca. 30–35 Minuten backen. Ca. 10 Minuten vor Ende der Garzeit die Lasagne mit Käse bestreuen.

Zubereitungszeit: ca. 55 Minuten
Pro Portion ca. 360 kcal • 24 g E • 10 g F • 42 g KH • 4 g Ballast

Für 4 Personen:

120 g Zwiebeln
2–3 Knoblauchzehen
160 g Spinat
3 Tl Sonnenblumenöl
Salz
Pfeffer
160 g Tomaten
2 El Tomatenmark
Kräuter der Provence
Paprikapulver
300 g Magerquark
2 Eier
180 g Lasagneblätter
40 g geriebener Käse (30 %)

Gemüse-Frikadellen mit Curry-Creme

Dinkelkörner mittelgrob schroten. Mit Wasser bedecken und zugedeckt ca. 3–4 Stunden oder über Nacht quellen lassen. 60 g der Karotten waschen, schälen und fein würfeln.

Zwiebeln schälen und fein würfeln. Das Wasser vom Dinkelschrot abgießen. Den Schrot mit Karotten, Zwiebeln, Bohnen und Mais vermischen.

Eier, Grieß, Salz und Pfeffer dazugeben. Aus dem Teig acht Frikadellen formen. In einer Pfanne das Öl erhitzen, die Frikadellen hineingeben und von beiden Seiten knusprig braten.

Zucchini waschen und fein raspeln. Restliche Karotten und Kohlrabi schälen, waschen und fein raspeln. Den Kopfsalat waschen, abtropfen lassen und auf Salattellern anrichten. Darauf das geraspelte Gemüse anordnen. Vor dem Servieren mit Vinaigrette beträufeln.

Aus Joghurt, Sauerrahm, Apfelsaft, Pfeffer, Salz, Curry und gehackter Petersilie eine cremige Sauce rühren. Den Reis in Salzwasser garen und mit den Gemüsefrikadellen und der Curry-Creme anrichten.

Zubereitungszeit: ca. 45 Minuten (plus Zeit zum Quellen)
Pro Portion ca. 364 kcal • 17 g E • 9 g F • 47 g KH • 9 g Ballast

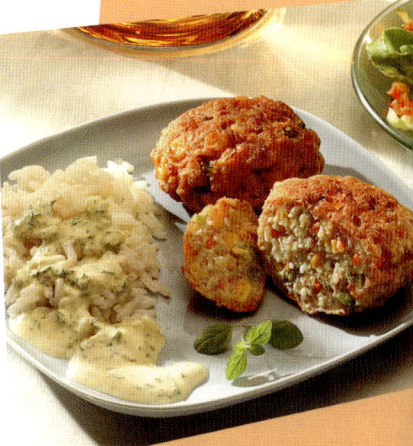

Für 4 Personen:

80 g Dinkelkörner
je 60 g Karotten, Zwiebeln,
   Brechbohnen (TK) und
   Gemüsemais
2 Eier
1 El Öl
40 g Hartweizengrieß
Salz
Pfeffer
je 200 g Zucchini und Kohlrabi
80 g Kopfsalat
8 El Vinaigrette (FP)
200 g fettarmer Joghurt
60 g Sauerrahm
40 ml Apfelsaft
Curry nach Geschmack
2 El frische Petersilie
80 g Reis

Kartoffel-Gemüse-Pfanne

Für 4 Personen:

600 g Kartoffeln
200 g Karotten
120 g Zwiebeln
200 g Paprika, gemischt
240 g Zuckerschoten
1 El Olivenöl
Salz
Pfeffer
120 g Frühlingszwiebeln
2 Knoblauchzehen
800 ml Gemüsebrühe
200 g Austernpilze
4–5 Salbeiblätter
140 g geriebener Käse (30 %)

Kartoffeln waschen und mit der Schale in Würfel schneiden. Karotten schälen und würfeln. Zwiebeln schälen und fein hacken. Paprikaschoten waschen, halbieren, entkernen und in Streifen schneiden. Zuckerschoten waschen und halbieren.

Olivenöl in einer Pfanne erhitzen, Kartoffelwürfel dazugeben und ca. 8 Minuten unter Rühren anbraten. Salzen und pfeffern. Frühlingszwiebeln waschen und in Ringe schneiden. Zwiebeln und Frühlingszwiebeln dazugeben und glasig dünsten.

Den Knoblauch zu den Zwiebeln pressen, kurz mit erhitzen. Mit der Gemüsebrühe ablösen. Zugedeckt alles bei mittlerer Hitze ca. 5 Minuten dünsten. Paprika, Zuckerschoten und Karotten dazugeben, mit Salz und Pfeffer würzen. Weitere 5 Minuten köcheln lassen.

Die Austernpilze putzen, in Streifen schneiden und dazugeben. Die Salbeiblätter dazugeben. Das Ganze weitere 5 Minuten garen. Vor dem Servieren mit dem Käse bestreuen.

Zubereitungszeit: ca. 60 Minuten
Pro Portion ca. 354 kcal • 16 g E • 10 g F • 47 g KH • 11 g Ballast

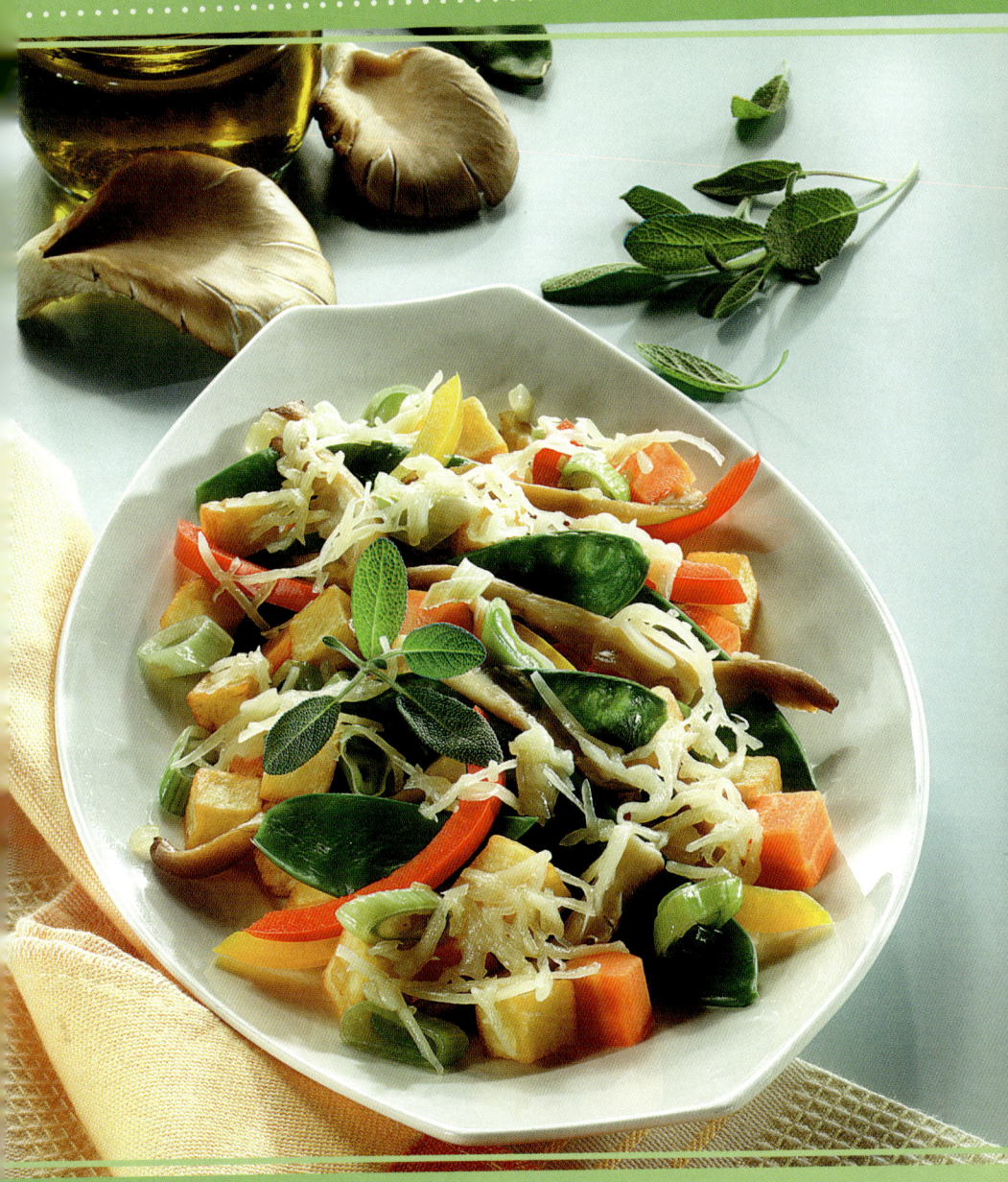

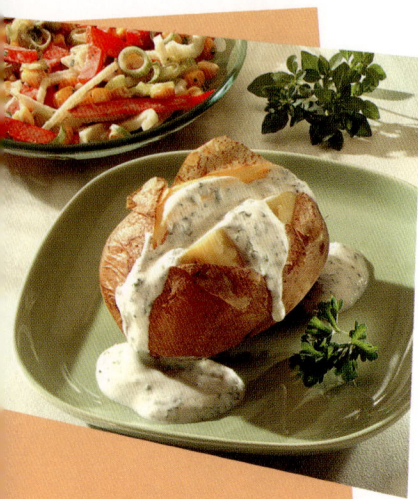

Backkartoffeln mit Kräuterquark

Kartoffeln gründlich waschen, abbürsten und einzeln in Alufolie einwickeln. Die Folienpakete auf dem Backblech in den vorgeheizten Backofen schieben und ca. 60–80 Minuten bei ca. 180 °C backen.

Quark mit dem Joghurt glatt rühren. Mit Salz, Pfeffer, durchgepresstem Knoblauch und Kräutern vermischen.

Fenchel putzen, waschen, vierteln und hauchdünn hobeln. Frühlingszwiebeln waschen, putzen und in dünne Ringe schneiden.

Paprika waschen, halbieren, das Kerngehäuse entfernen und in dünne Streifen schneiden. Das Gemüse mit dem Mais vermischen und die Salatsauce unterheben. Das Ganze etwas ziehen lassen.

Die Kartoffeln kreuzweise einschneiden, die Einschnitte auseinanderdrücken. In die so entstandene Öffnung die Quarkmasse geben. Den Salat dazureichen.

Zubereitungszeit: ca. 80 Minuten
Pro Portion ca. 362 kcal • 21 g E • 8 g F • 51 g KH • 8 g Ballast

Für 4 Personen:

500 g mittelgroße Kartoffeln
300 g Magerquark
600 g fettarmer Joghurt
Salz
Pfeffer
2 Knoblauchzehen
frische Kräuter
200 g Fenchel
200 g Frühlingszwiebeln
200 g Paprika
200 g Mais aus der Dose
4 El Salatsauce mit Joghurt (FP)

Feuerbohnen-Topf

Die Bohnen mit der Gemüsebrühe aufsetzen und ca. 30 Minuten bei mittlerer Hitze kochen lassen. Knoblauch schälen und durch die Presse geben.

Zwiebeln schälen und in Ringe schneiden. Frühlingszwiebeln putzen, waschen und in Ringe schneiden. Paprika halbieren, waschen, das Kerngehäuse entfernen und würfeln.

Olivenöl in einer Pfanne erhitzen. Zwiebeln und Knoblauch in die Pfanne geben und glasig dünsten. Dann die Paprika dazugeben und unter Rühren mit anbraten. Zum Schluss die Tomaten dazugeben und mit erhitzen.

Alles zu den Bohnen geben und feurig würzen. In der Zwischenzeit den Reis in Salzwasser garen. In einem Sieb abtropfen lassen.

Den Feuerbohnentopf nochmals mit den Gewürzen abschmecken und vor dem Servieren mit der Petersilie bestreuen. Mit Reis anrichten.

Zubereitungszeit: ca. 45 Minuten
Pro Portion ca. 352 kcal • 13 g E • 5 g F • 61 g KH • 13 g Ballast

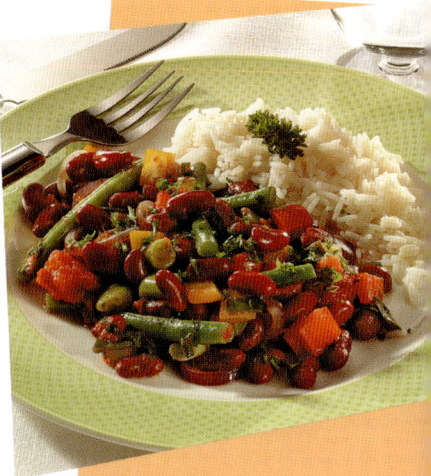

Für 4 Personen:

160 g Buschbohnen
120 g Kidneybohnen (Dose)
1 l Gemüsebrühe
2 Knoblauchzehen
200 g rote Zwiebeln
200 g Frühlingszwiebeln
400 g Paprika, gemischt
1 El Olivenöl
200 g geschälte Tomaten (FP)
Salz
Pfeffer
Chilipulver
Rosmarin
Paprikapulver
140 g Reis
frische Petersilie

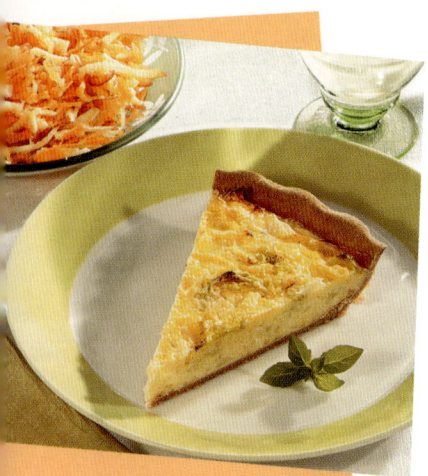

Wirsing-Quiche mit Karottenrohkost

Das Weizenvollkornmehl auf ein Brett sieben. 1 1/2 El der Butter in Flöckchen, kalten Joghurt und etwas Salz dazugeben. Alles schnell zu einem glatten Teig verkneten. Falls nötig, etwas Wasser zugeben.

Eine Quiche-Form mit restlicher Butter dünn einpinseln und mit den Semmelbröseln ausstreuen. Den Teig ausrollen und die Form damit auslegen. Ca. 30 Minuten in den Kühlschrank stellen.

Wirsing putzen, waschen und in Streifen schneiden. Gemüsebrühe zum Kochen bringen, den Wirsing dazugeben und ca. 5 Minuten blanchieren. In einem Sieb abgießen.

Wirsing auf dem Quiche-Boden verteilen. Sauerrahm und Eier verrühren und mit den Gewürzen herzhaft abschmecken. Über die Quiche gießen. Quiche im Backofen bei 180 °C ca. 40 Minuten backen.

Karotten waschen, schälen und fein raspeln. Äpfel waschen und mit der Schale fein raspeln. Alles vermischen und mit der Orangen-Vinaigrette vermischen. Etwas ziehen lassen.

Zubereitungszeit: ca. 70 Minuten
Pro Portion ca. 359 kcal • 15 g E • 12 g F • 45 g KH • 9 g Ballast

Für 4 Personen:

120 g Weizenvollkornmehl
2 El Butter oder Margarine
20 g Joghurt (0,3 %)
Salz
2 El Semmelbrösel
800 g Wirsing
600 ml Gemüsebrühe
120 g Sauerrahm
2 Eier
Pfeffer
Muskat
Cayennepfeffer
200 g Karotten
240 g Äpfel, säuerlich
4 El Orangen-Vinaigrette (FP)

Haferflocken-Klößchen mit Pfifferling-Sauce

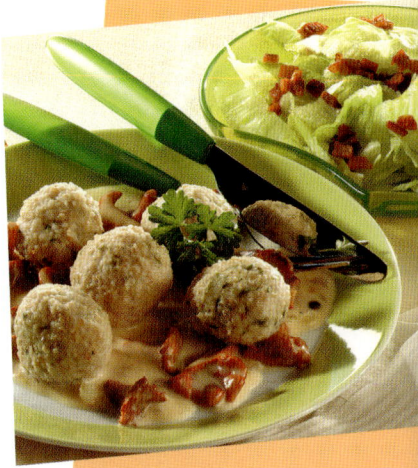

Zwiebeln schälen und fein würfeln. Haferflocken mit Quark, Eiern, der Hälfte der Zwiebeln, Petersilie, Salz und Pfeffer vermischen. Gemüsebrühe zum Kochen bringen.

Aus der Haferflockenmasse kleine Klößchen formen und in die Gemüsebrühe geben. Bei mittlerer Hitze gar ziehen lassen (nicht köcheln lassen!). Die Klößchen sind gar, wenn sie an der Oberfläche schwimmen.

Pfifferlinge putzen, waschen und in Streifen schneiden. In einer Pfanne etwas Butter erhitzen und die restlichen Zwiebeln darin glasig dünsten. Mit dem Mehl bestäuben. Dann die Pilze dazugeben und anbraten. Mit einer Kelle Gemüsebrühe aufgießen und die Milch dazugeben. Einmal aufkochen lassen. Mit Salz und Pfeffer abschmecken.

Den Eisbergsalat waschen, putzen und in Streifen schneiden. Mit der Vinaigrette beträufeln. Kurz vor dem Servieren die Croûtons über den Salat geben. Die Klößchen aus der Brühe nehmen und mit der Pilzsauce servieren.

Zubereitungszeit: ca. 40 Minuten
Pro Portion ca. 353 kcal • 23 g E • 11 g F • 34 g KH • 7 g Ballast

Für 4 Personen:

120 g Zwiebeln
80 g Haferflocken, grob
160 g Quark
2 Eier
frische Petersilie nach Geschmack
Salz
Pfeffer
800 ml Gemüsebrühe
160 g Pfifferlinge
1 El Butter oder Margarine
60 g Vollkornmehl
160 ml fettarme Milch
400 g Eisbergsalat
8 El Vinaigrette (FP)
4 El Weißbrot-Croûtons (FP)

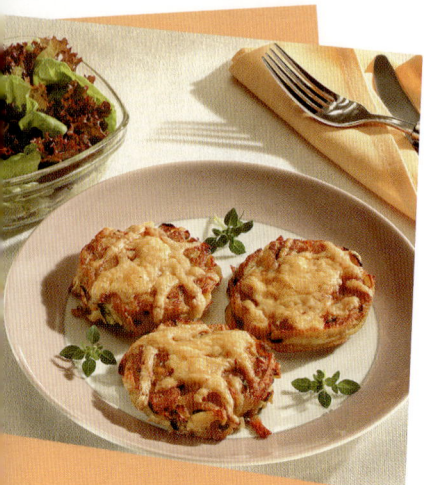

Zucchini-Küchle mit Käse überbacken

Zucchini waschen und fein raspeln. Kartoffeln schälen und ebenfalls fein raspeln. Zwiebeln schälen und fein würfeln.

Zucchini, Kartoffeln und Zwiebeln vermischen, mit Salz und Pfeffer würzen. Die Eier untermischen und mit Mehl abbinden, sodass eine dickflüssige Masse entsteht.

In einer beschichteten Pfanne das Öl erhitzen. Je einen Löffel der Zucchini-Kartoffel-Masse in das heiße Fett geben und daraus Küchle backen. Von beiden Seiten knusprig braten.

Fertige Küchle in den vorgewärmten Backofen geben. Mit dem Käse bestreuen und ca. 10 Minuten grillen. Den Salat putzen, waschen und in Stücke zupfen. Mit der Vinaigrette beträufeln.

Zubereitungszeit: ca. 35 Minuten
Pro Portion ca. 369 kcal • 18 g E • 11 g F • 45 g KH • 10 g Ballast

Für 4 Personen:

700 g Zucchini
500 g Kartoffeln
80 g Zwiebeln
Salz
Pfeffer
2 Eier
80 g Vollkornmehl
4 Tl Sonnenblumenöl
100 g geriebener Käse
400 g Blattsalat, bunt gemischt
8 El Vinaigrette (FP)

Herzhaftes
Körner-Frittata

Das Gemüse putzen, waschen und in kleine Würfel bzw. Ringe schneiden. Die Keime in ein Sieb geben und unter fließendem Wasser abspülen.

Quark mit Mehl, Mineralwasser, Salz, Pfeffer und klein gehackter Petersilie vermischen. Die Eier trennen. Das Eigelb zum Quark geben, alles gut vermischen.

Gemüsewürfel und Keime unterrühren. Das Eiweiß steif schlagen und unter die Masse heben.

In einer beschichteten Pfanne die Butter erhitzen. Die Körnermasse hineingeben und backen, bis der Boden knusprig ist. Wenden und die andere Seite ebenfalls backen. Das Ganze mit einer Gabel zerpflücken und weitere 2 Minuten garen lassen.

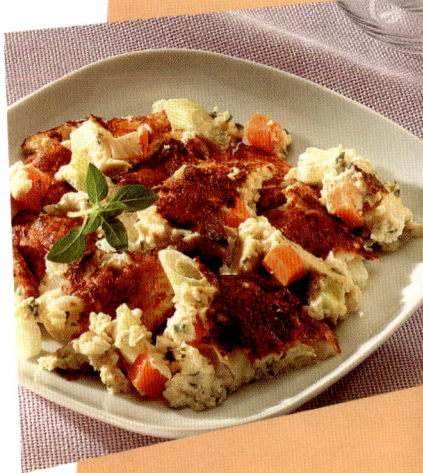

Zubereitungszeit: ca. 30 Minuten
Pro Portion ca. 370 kcal • 21 g E • 12 g F • 40 g KH • 9 g Ballast

Für 4 Personen:

120 g Fenchel
100 g Karotten
80 g Frühlingszwiebeln
80 g Weizenkeime
100 g Hirsekeime
40 g Sonnenblumenkeime
120 g Magerquark
60 g Vollkornmehl
100 ml Mineralwasser
Salz
Pfeffer
frische Petersilie
2 Eier
1 El Butter oder Margarine

REZEPTVERZEICHNIS